QUELQUES REMARQUES

SUR LES

HOPITAUX DES ÉTATS-UNIS

PAR

Le Dr Marcel BAUDOUIN

Secrétaire Général de l'*Association de la Presse Médicale*,
Chargé de mission aux Etats-Unis,
Organisateur de l'Exposition Française de médecine à la *World's Fair*
Commissaire-Rapporteur à l'Exposition de Chicago.

AVEC 42 PHOTOGRAVURES DANS LE TEXTE

Extrait de l'*Assistance*

PARIS
BUREAUX DES *ARCHIVES PROVINCIALES DE CHIRURGIE*
14, BOULEVARD SAINT-GERMAIN, 14

1894

BIBLIOTHÈQUE CIRCULANTE

DE

MÉDECINE ET SCIENCES ACCESSOIRES

PARIS, 14, Boulevard Saint-Germain, 14, PARIS

Une **Bibliothèque** MÉDICALE *est installée dans les bureaux des* ARCHIVES PROVINCIALES DE CHIRURGIE, 14, *Boulevard Saint-Germain ; elle fonctionne régulièrement, même pendant les Vacances universitaires, depuis le mois de janvier* 1894.

Cette bibliothèque est destinée à permettre aux médecins habitant la Province de consulter à très bon compte tous les livres dont ils peuvent avoir besoin, surtout les ouvrages de longue haleine, les monographies et les grands périodiques réservés aux sciences médicales en France et à l'étranger.

Comme on doit le penser, cette bibliothèque médicale commence avec des ressources TRÈS MODESTES ; *mais son organisateur est convaincu qu'elle répond à un réel besoin, impossible à satisfaire par d'autres procédés, et qu'elle acquerra bientôt toute l'importance à laquelle elle a droit, surtout si tous les médecins français veulent bien s'intéresser à cette tentative de décentralisation.*

RÈGLEMENT

I. — La **Bibliothèque Générale de Médecine**, est pour l'instant du moins, exclusivement réservée à ses **Abonnés demeurant en Province**; elle est dépourvue de salle de lecture à Paris.

II. — Pour avoir droit au prêt des livres, la *cotisation annuelle* pour chaque abonné à la *Bibliothèque Générale de Médecine et Sciences accessoires* est de VINGT FRANCS payables d'avance. Le versement de cette somme donne droit aux divers fascicules du *Catalogue*, qui paraîtront plusieurs fois par an.

Cet abonnement à la *Bibliothèque Générale de Médecine* est réduit à **Dix francs** pour tout abonné aux **Archives provinciales de Chirurgie**.

III. — Les *frais d'envois* de livres (tout compris), calculés sur des moyennes, sont établis de la façon suivante :

Catégorie A : Volumes très gros (in-8°, in-4°, etc.)............... 1 fr.
Catégorie B : Brochures in-8° et fascicules d'une grande publication.. 0 60
Catégorie C : Brochures ou Numéros de Journaux............. 0 25

IV. — Le montant des frais d'envoi doit être *joint en timbres-poste à la demande d'emprunt*, avec un *cautionnement* de CINQ FRANCS en timbres-poste ou mandat postal, pour tout livre d'une valeur de 10 francs et plus (Catég. A). Le retour des livres à la Bibliothèque doit avoir lieu *franco*.

V. — Les prêts sont faits pour *UN mois* seulement. Prière d'indiquer s'il faut adresser les livres en gare ou à domicile (colis postaux), et leurs numéros sur le Catalogue.

VI. — Toute personne qui conservera une brochure ou un ouvrage pendant *plus d'un mois* devra solder un *droit supplémentaire* de 1 franc ; plus de 2 mois, un droit de 3 francs. Après 3 mois, le livre sera considéré comme égaré.

VII. — *Tout livre détérioré ou égaré* par l'emprunteur *devra être payé* par l'emprunteur ou remplacé par lui. Les pertes de livres, si elles se renouvellent, pourront entraîner la suppression des envois. Les *frais de réclamations des volumes* prêtés depuis plus d'un mois seront portés au compte des emprunteurs.

Pour assurer le bon fonctionnement de la Bibliothèque et seconder les efforts de l'organisateur, on est prié de faire les renvois avec une exactitude exemplaire. — Le 1er fascicule du Catalogue a paru en 1894.

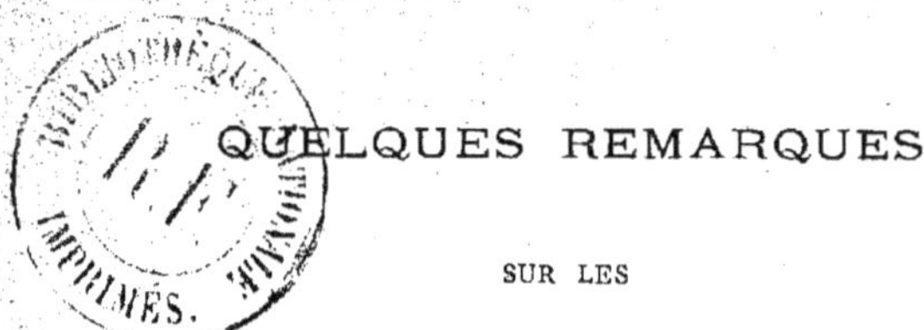

QUELQUES REMARQUES

SUR LES

HOPITAUX DES ÉTATS-UNIS

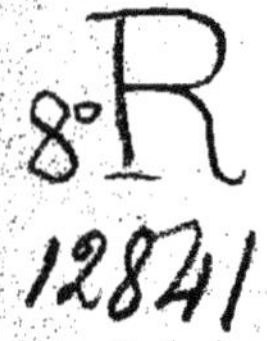

QUELQUES REMARQUES

SUR LES

HOPITAUX DES ÉTATS-UNIS

PAR

Le Dr Marcel BAUDOUIN

Secrétaire Général de l'*Association de la Presse Médicale*,
Chargé de mission aux Etats-Unis,
Organisateur de l'Exposition Française de médecine à la *World's Fair*
Commissaire-Rapporteur à l'Exposition de Chicago.

AVEC 42 PHOTOGRAVURES DANS LE TEXTE

Extrait de l'*Assistance*

PARIS

BUREAUX DES *ARCHIVES PROVINCIALES DE CHIRURGIE*

14, BOULEVARD SAINT-GERMAIN, 14

1894

QUELQUES REMARQUES

SUR LES

HOPITAUX DES ÉTATS-UNIS

LES HOPITAUX

Leur origine. — Leur administration. — Leur multiplicité. — Leurs petites dimensions. — Hygiène hospitalière. — L'isolement des contagieux. — Les ambulances hospitalières. — Les Ecoles d'infirmières (1).

Il est inutile d'essayer de résumer en quelques mots ce qui a trait aux hôpitaux américains. Ils sont si nombreux, si disparates, si indépendants les uns des autres, si disséminés, présentent un intérêt si variable suivant la ville, qu'il faudrait d'abord se perdre dans des statistiques sans fin, lesquelles pourraient tout prouver, en Amérique surtout, où les chiffres sont recueillis souvent avec une approximation par trop insuffisante. On ne saurait non plus retirer le moindre profit de considérations générales sur les autres établissements de bienfaisance de ce pays. Il vaut mieux étudier, comme nous l'avons fait dans une série d'articles qui ont paru dans le *Progrès médical* (2), l'*Union médicale* (3) en 1894, les *Arch. pr. de Chirurgie* (4), et surtout la *Semaine médicale* dès 1893 (5), chacun d'eux en particu-

(1) Extrait *en partie* d'un Rapport de mission adressé à M. le Ministre du Commerce (*La Médecine transatlantique*, 1 vol. de 346 pages, avec 115 figures. Impr. Nat.).

(2) Baudouin (Marcel). — *Le futur Hôpital de San Francisco* ; in *Progrès médical*, n° 49, 9 décembre 1893, p. 436. — *Les Hôpitaux de Chicago*, n° 35, 8 septembre 1894.

(3) Baudouin (Marcel). — *Les principaux hôpitaux de New-York* ; in *Union médicale*, juillet 1894.

(4) Baudouin (Marcel). — *Les Instituts de chirurgie étrangers : Roosevelt* et *Presbyterian Hospital de New-York*, 1894.

(5) Baudouin (Marcel). — *Les Institutions médicales des Etats-Unis*, (Washington, Baltimore, Philadelphie, Syracuse, Buffalo, New-York, New-Haven, Worcester, Boston, Ann-Abor, Chicago, San Francisco); in *Semaine médicale*, juillet à septembre 1893.

lier, parce que chacun d'eux présente des ressources propres, un but spécial, une administration autonome.

On ne connaît pas en effet là-bas quelque chose d'analogue à nos Administrations de l'Assistance publique, pas plus à New-York qu'à Chicago, pas plus à San-Francisco que même à Washington, la capitale fédérale des Etats-Unis ! Chaque hôpital est presque toujours une *fondation privée*, n'ayant rien à voir avec ses voisins, avec lesquels il est en concurrence immédiate.

Voilà ce qu'on ne sait pas assez de ce côté-ci de l'Atlantique et ce qui explique bien des choses !

I. — Considérations générales.

Quand on visite les hôpitaux américains, ce qui étonne le plus, c'est la petite quantité de lits que possède chaque établissement hospitalier (1). Il est rare de trouver aux États-Unis un hôpital de plus de 500 à 600 lits, et, à ce point de vue, il n'y a guère à citer que Bellevue Hospital à New-York (2), que le grand Hôpital de la ville de Boston. *Johns Hopkins Hospital* à Baltimore, le chef-d'œuvre, n'en renferme en effet que 250. A New-York, la moyenne est même de 150 à 250 lits. Cela tient à ce que chaque hôpital est d'ordinaire, je le répète, une fondation privée, dont l'étendue est en rapport avec les dons des personnes qui l'ont fondé et non avec les ressources de l'État ou de la Cité.

Comme il y a dans chaque ville un grand nombre d'hôpitaux (il en est presque de ceux-ci comme des écoles de médecine !), on pourrait croire qu'en somme le nombre des lits dont dispose chaque cité finit par être considérable. Or, toutes proportions gardées, il n'en est rien, comme le montre le tableau ci-dessous, qui se rapporte à l'année 1893.

New-York.........	11.000	St-Joseph............	849
Philadelphie.......	6.391	Détroit...........	762
Chicago............	4.684	Milwaukee...........	667
Cincinnati..........	3.000	Omaha...............	617
Saint-Louis........	2.086	St-Paul...............	522

(1) J'en excepte les asiles d'aliénés, qui sont au contraire presque toujours immenses et peuvent souvent loger plus de 1.500 personnes : tels celui de Washington (*Government Asylum for the Insane*) ; tel celui de Buffalo (*New York State Insane Asylum*), etc. ; mais cela tient à ce que ce sont ordinairement des établissements d'Etats.

(2) *Bellevue Hospital* possède environ 800 lits.

Brooklyn..........	2.000	Kansas City..........	516
Buffalo............	1.025	Albany...............	447
Denver............	965	Minnéapolis..........	325

Cela tient, sans nul doute, aux nombreux dispensaires qui existent soit dans les écoles de médecine, soit en dehors d'elles, et où, comme dans les policliniques allemandes ou autrichiennes, on soigne les malades sans les hospitaliser. A cette cause, il faut ajouter le bien-être relatif dont jouit, grâce à son travail acharné et rémunérateur, l'ouvrier américain, qui n'exploite pas l'établissement hospitalier, comme cela se pratique journellement à Paris. D'ailleurs, aux États-Unis, les hôpitaux étant entretenus, comme en Angleterre, surtout par les deniers ou plutôt par les dollars privés, on y mettrait vite bon ordre. On ne cherche nullement à y ériger l'Assistance publique à la hauteur d'une institution, à faire de la Charité une prime à la Paresse.

Il faut remarquer en outre qu'il y a des établissements de toutes sortes et de toute origine. Les uns dépendent du Gouvernement de l'Union, comme ceux de Washington (*Providence Hospital* (*Fig.* 1); *Government Asylum for the Insane*; *The United States Naval Hospital*; etc.). D'autres sont entretenus par les États, comme beaucoup d'asiles d'aliénés (*New-York State Insane Asylum*, de Buffalo; *Massachussets Hospital*, avec son annexe *Mac Lean Hospital* de Waverley (*Fig.* 11), à Boston; etc.). D'autres sont des créations municipales, comme le *New-York Hospital* à New-York; *Boston City Hospital*, à Boston (*Fig.* 8 et 9); etc.

Mais la plupart sont des fondations privées, presque toutes laïques. Les plus célèbres de ces dernières sont celles de Baltimore (*Johns Hopkins Hospital*) (*Fig.* 2); de New-York (*Roosevelt*, etc.); de San Francisco (Maison de santé créée par la colonie française, etc.) (1); de Philadelphie (*The Drexel Home*) (*Fig.* 7). Quelques-uns d'entre eux appartiennent à de riches Universités : tels ceux de *Woman's Hospital* (*Fig.* 6), de l'*Université de Pensylvanie*, à Philadelphie (*Fig.* 5), etc.; de *Boston Lying in Hospital* (*Fig.* 10) à Boston; *Grâce Hospital* (*Fig.* 27), *St-Mary's Hospital* (*Fig.* 29), *Harper Hospital* (*Fig.* 28) à Détroit; les différents hôpitaux de Portland (Or.), figurés plus loin (*Fig.* 30-34), etc., etc.

(1) Voir *Progr. méd.*, loc. cit.; et l'*Assistance*, 1894, p. 337.

Dans un grand nombre d'hôpitaux récents, où les salles communes sont presque toujours petites et qui, en tout cas, renferment bien moins de lits qu'en France, il est rare qu'on admette les malades atteints d'affections contagieuses. On les relègue dans des pavillons d'isolement. Ces règlements existent pour *Providence Hospital* à Washington, à San-Francisco dans le Nouvel *Hôpital français*, pour *John Hopkins* à Baltimore, où existe une magnifique installation, etc.

On voit qu'on ne réserve pas là-bas les pavillons isolés exclusivement pour les hôpitaux d'enfants, comme on l'a fait longtemps à Paris. L'isolement est donc entré en Amérique dans les coutumes hospitalières pour les établissements réservés aux adultes ; or, nous sommes loin d'avoir obtenu un tel résultat en France.

Je dois signaler qu'au futur hôpital français de San-Francisco, le service de chirurgie sera divisé en deux classes : d'un côté, il y aura les salles réservées aux malades infectés ; de l'autre, celles où ne seront admis que des malades non infectés. Or, à Paris, il n'en est encore ainsi que dans deux des services de Cochin et, sur ce point, ce sont les Russes qui ont donné l'exemple (Hôpital Marie, à Saint-Pétersbourg).

Les hôpitaux des Etats-Unis ont un cachet tout particulier ; l'intérieur des salles communes surtout présente un aspect très spécial. On y voit des arbustes et des pots de fleurs, répandus à profusion ; de temps en temps des cages remplies d'oiseaux. Tout cela donne un air moins lugubre aux dortoirs les moins aérés ; la plupart d'entre eux sont d'ailleurs fournis de bibliothèques, entretenues par des personnes de la ville. En somme, un certain confort existe réellement.

Tous les hôpitaux rivalisent d'ailleurs entre eux par leur bonne tenue et par leur propreté. Ils sont en général beaucoup plus coquets, plus gais que ceux de notre pays. Ils ne ressemblent en rien à nos grandes casernes de Lariboisière ou de Tenon, et surtout aux vieilles masures qui constituent la Pitié ou la plupart de nos hôpitaux de province.

Les infirmières, toutes laïques, éduquées et diplômées, sont jeunes, alertes, pleines de dévouement, coquettes, élégantes même ; d'ailleurs, je n'insiste pas, car je reviendrai dans une autre publication sur ce point très spécial.

Une des caractéristiques des hôpitaux américains, qui s'explique d'ailleurs par leur origine et leur organisation, est l'habitude qu'ils ont de publier chaque année un compte rendu (*Report*) des principaux faits qui se sont produits dans le courant de l'exercice écoulé. On y trouve généralement la composition du Comité directeur, du Conseil médical (*Medical Board*), du personnel technique (*House physicians and surgeons, senior and junior assistant*, etc.; *Dispasensary staff*, etc.), la liste des malades avec leur diagnostic, les noms des donateurs, et en particulier des formules toutes faites de donation : ce qui est tout à fait américain.

La visite médicale ou chirurgicale a lieu d'ordinaire dans l'après-midi, de même que les opérations. Le service de l'hôpital (*in patients department*) est complètement séparé du service de la Policlinique ou Dispensaire, c'est-à-dire de notre consultation externe (*out patients department*).

Les installations réservés au personnel médical sont presque toujours tenues avec le plus grand soin et même meublées avec un luxe hygiénique de fort bon goût : salles de bains, water-closets perfectionnés, etc. Les malades sont aussi très bien traités. Partout abonde la glace, la boisson nationale de l'Américain, avec ou sans appareil à filtrer l'eau. On trouve des fontaines dans tous les corridors ; et, dans les hôpitaux des grandes villes, toute une installation pour parer aux incendies (Roosevelt, à New-York, surtout).

En somme, l'hygiène hospitalière dans son ensemble, malgré les imperfections signalées à propos de divers hôpitaux que nous avons visités (voir *Semaine médicale*), paraît mieux comprise aux États-Unis qu'en France. Et, si les Américains n'ont pas d'immenses établissements d'assistance, ceux qu'ils possèdent répondent parfaitement aux besoins de leur pays. On ne saurait demander davantage.

Un mot doit être consacré aux Ambulances, qui en Amérique *dépendent exclusivement des hôpitaux* des grandes villes, et *non de l'Administration municipale*. J'ai cité ailleurs (*Sem. Méd.*) l'organisation de celles qui étaient annexées au petit hôpital de la *World's Fair*. Celles de New-York, qui ont été si bien décrites dès 1882 par M. Poncet (1), de même que celles du *County Hospital* à Chicago, ne présentent rien de

---

(1) *Lyon Médical*, 1882.

particulier et leur organisation n'a pas été modifiée depuis le voyage du chirurgien lyonnais. Mais, comme lui, j'ai été frappé de suite par cette instantanéité de l'assistance, cette admirable trouvaille bien appropriée à la vie américaine, par cette conception du secours public tout à fait comparable à l'idée qui a présidé à la création des postes de pompiers. Nos misérables ambulances municipales, imitées pourtant de celles de New-York, ne sont rien auprès de celles qui fonctionnent à *Roosevelt Hospital*, à *Presbyterian Hospital*, à New-York, etc. (1).

II. — **Description de quelques Hôpitaux généraux.**

1° Washington.

Il y a à Washington une quinzaine d'hôpitaux, hospices, asiles ou maisons de santé, et la plupart d'entre eux méritent à peine une mention. Mais, avant d'aborder cette énumération, je dois citer le *Columbia Institute for the Deaf and Dumb and National Deaf mute College*. C'est notre institution des sourds et muets de Paris, une des rares fondations de ce genre aux Etats-Unis ; c'est en tout cas la plus connue et la plus importante. Construits dans *Kendall Grèen*, parc situé au nord-est de la ville, les bâtiments réservés aux sourds-muets forment une masse imposante, à l'extrémité nord de la 7e rue Est. A. Kendall, de son vivant, donna quelques ares de terrain et les quelques masures qui existaient au début ; mais cette institution fut incorporée dès 1857 et, actuellement, les frais de son entretien sont supportés par le Congrès. En 1864, un collège y a été annexé et a présenté un développement rapide. En 1870, l'établissement possédait 82 ares de terrain ; actuellement il vaut (puisqu'il faut apprécier les hospices, comme le reste, voire même les églises, à la mode américaine) plus de 350,000 dollars (2).

Des hôpitaux de Washington, c'est *Providence hospital* seul que j'ai visité dans tous ses détails ; on me l'avait

(1) Voir, à ce propos, ma communication au *Congrès National d'Assistance* de Lyon, intitulée : *De l'instantanéité de l'Assistance chirurgicale* (2 juillet 1894).

(2) Voir *Semaine médicale*, n° 32, 3 août 1893, p. 126 (annexes).

d'ailleurs indiqué comme un des plus remarquables de la capitale des États-Unis. Fondé le 10 juin 1862, *Providence Hospital*, qui est une création privée des Sœurs de la Charité, est situé aux environs du Capitole, dans un quartier qui a reçu le nom de *Capitol-Hill*, au coin de la 2e rue et de la rue D, S. E. Au devant de la façade principale s'étend un square, artistement conçu et parfaitement entretenu, comme d'ailleurs tous les jardins de la ville. Les *Sisters of Charity* n'y reçurent d'abord que des indigents ; mais, lors de la Guerre de Sécession, beaucoup de soldats y furent soignés ; ce qui engagea l'honorable Thaddeus Stevens (de Pennsylvanie) à doter cette institution de fonds suffisants et d'un corps médico-chirurgical qui fût à la hauteur de ses fonctions. Dès 1864 d'ailleurs, l'hôpital avait été incorporé par le Congrès, comme on dit en Amérique. En 1876, le Gouvernement se l'est approprié et a fait faire des travaux considérables qui se sont élevés à 60,000 dollars. On raconte que le président Garfield lui porta toujours un intérêt tout spécial et que le développement de cette fondation est dû, en grande partie, à sa haute influence.

Cet hôpital, dont la façade est composée de trois corps de bâtiments de quatre étages, réunis par deux ailes de trois étages (le tout est badigeonné à la chaux, ce qui permet de le reconnaître facilement au milieu des nombreuses constructions de briques rouges des environs), reçoit des indigents en assez grand nombre, 250 environ ; mais il possède aussi plusieurs appartements pour les payants. Tous les malades peuvent y être admis, sauf les *aliénés* et *les personnes atteintes de maladies contagieuses* ; mais les personnes souffrant d'une affection contagieuse, si elles ne sont pas reçues dans l'hôpital, ne sont pas pour cela renvoyées dans leurs familles ; on les place dans une salle spéciale, complètement isolée et voisine des bâtiments principaux. On paye, dans les chambres particulières meublées avec grand soin, 6, 10, 15 ou 20 dollars par semaine. Les militaires et les marins y sont aussi reçus et sont soignés par des médecins de l'armée ou de la marine ; il ne faut pas oublier, en effet, que l'hôpital appartient au Gouvernement de l'Union (*Fig.* 1).

Comme dans tous les établissements publics américains et les maisons privées, le chauffage se fait à l'aide de la vapeur d'eau, qui circule dans un système de tuyaux dont la forme est bien connue. Le service d'eau est parfaitement installé et en fournit une quantité suffisante. La ventilation ne laisse pas non plus à désirer, et le cube d'air dont dispose chaque patient peut être porté jusqu'à 782 pieds cubes. Toutes les salles sont petites et renferment au plus une quinzaine de malades. Mais, ce qui frappe le plus le Français qui visite cet établissement, c'est l'extrême *propreté* et même le luxe qui règnent partout. Quoiqu'il s'agisse ici d'une vieille bâtisse, d'un hôpital construit à la mode antique, on ne saurait trop louer le soin avec lequel les couloirs, les salles de malades sont entretenus : il y a des fleurs, des oiseaux, des arbustes à profusion.

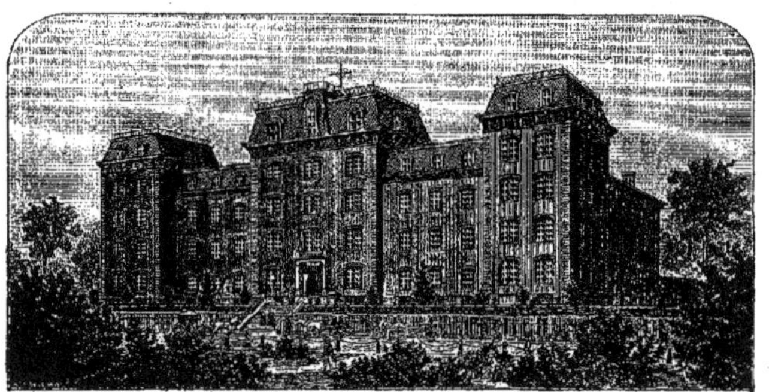

Fig. 1. — *Providence Hospital.* — Washington (D. C.).

Le corps médico-chirurgical est nombreux ; beaucoup de médecins et de chirurgiens sont d'ailleurs professeurs de clinique ou titulaire d'une chaire théorique dans l'une des universités de la ville, principalement à l'École de médecine de l'Université de Georgetown.

La salle d'opérations de la clinique chirurgicale mérite une mention spéciale. Récemment construite, elle a la forme d'un amphithéâtre semi-circulaire, très bien éclairé par une large baie en haut, et, à la périphérie, par une série de fenêtres, au-dessous desquelles s'étagent les bancs destinés aux élèves : 150 de ces derniers peuvent y trouver place. Le parquet est en dalles de marbre blanc, de même que la balustrade qui sépare la table d'opérations des sièges réservés aux étudiants. Une sorte de tribune court, en outre, le long des fenêtres et, de chaque côté, surplombe l'hémicycle destiné à l'opérateur et à ses assistants. Les spectateurs peuvent de la sorte assister à toutes les péripéties d'une intervention compliquée. Le matériel est fort élémentaire : table de bois, recouverte d'une feuille de caoutchouc ; table pour instruments d'une simplicité aussi grande ; éclairage intensif au gaz (lampe analogue à celle de beaucoup d'hôpitaux en France), etc. Le service de la salle d'opérations est fait par des jeunes filles et non par les sœurs (1), dont le costume est irréprochable au point de vue de la propreté ; nous leur avons vu préparer les objets nécessaires pour une opération sur le globe oculaire, et nous n'avons pas remarqué une faute d'antisepsie. On emploie d'ordinaire l'éther comme anesthésique et, pour l'administrer, on a recours à un appareil particulier.

En 1892, *Providence Hospital* a reçu 1,840 malades (1,448 hommes), et il y a eu 160 décès dans l'année. Je relève dans la statistique qu'on m'a montrée 23 Français et 110 Allemands ; 5 étudiants, 1 vétérinaire, 23 médecins, 1 pharmacien et seulement 2 journalistes ! Ces chiffres, qui en disent assez long, peuvent se passer de commentaires. Le cancer y est rare ; ce qui domine, chez les blancs, c'est l'alcoolisme, de même que la malaria (les environs de Washington sont très marécageux) et le rhumatisme aigu. Chez les nègres, la tuberculose est un peu plus commune que chez les blancs.

Le personnel de *Providence Hospital* comprend 9 médecins consultants : MM. S. A. H. Mc Kim, N. S. Lincoln, J. W. Bukley, J. T. Young, G. L., Magruder, L. T. Sowers, R. Reyburn, W. A. Hammond, W. H. Hawkes ; 4 chirurgiens titulaires : MM. J. W. Bayne, T. F. Mallan, Harrison Crook, James Kerr ; et 4 médecins titulaires : MM. C. V. N. Callan, H. M. Newman, M. F. Cuthbert, J. W. Bovee. Le gynécologiste est M. Y. Taber Johnson. M. C. W. Richardson est chargé du service des maladies de la gorge et des oreilles ; et M. Swan M. Burnett, de celui des maladies des yeux. A M. Llewellyne Éliot, conservateur du Musée anatomique, sont confiées les autopsies. Qu'on nous pardonne cette longue énumération ; mais nous l'avons donnée à dessein, pour bien montrer, une fois pour toutes, comment dans un hôpital américain sont répartis les différents services. Il est facile de voir que la spécialisation est encore plus en honneur là-bas que chez nous.

---

(1) N'oublions pas que l'hôpital est encore dirigé par les sœurs de la Charité.

Sans vouloir décrire les autres hôpitaux ou établissements hospitaliers qui ne présenteraient pas un intérêt suffisant, nous mentionnerons cependant le *Government Asylum for the Insane*, situé sur la rive sud de l'Anacostia River et bâti sur une éminence reliée à Washington par le pont de Navy-Yard. Cet asile, destiné aux militaires, aux marins et aux habitants du district de Colombie reconnus aliénés, est un monument de style gothique, occupant une situation des plus pittoresques. Un parc de 419 acres y est annexé ; une partie de ce terrain est d'ailleurs cultivée par les malades. Miss Dix, une véritable philanthrope, a pris une part très active à la création de cet asile, qui a été ouvert en 1855. Il y a là une population de 1,600 à 1,700 personnes, y compris les infirmiers. Les constructions, qui ont 750 pieds de long, ont coûté près de 1 million de dollars. En 1875, le budget de cet établissement était de 1,532,846 dollars. Il dépend aujourd'hui du Ministère de l'Intérieur. C'est donc encore là une institution d'État.

Il faut citer aussi *Columbia Hospital for Women and Lying-in Asylum*, créé en 1866 et renfermant 88 lits (un dispensaire, qui est ouvert tous les jours, est annexé à *Columbia Hospital*) ; *Central Dispensary and Emergency Hospital* (coin de la 15ᵉ rue et de la rue C), pour les accidents, fondé en 1872 ; puis *The United States Naval Hospital* (coin de la 9ᵉ et de la 10ᵉ rue Est, non loin de Pensylvania Avenue), grand bâtiment de briques rouges possédant un certain nombre de baraques (*Marine baracks*), ayant coûté 116,935 dollars, placé sur le chemin de la *Factory naval* (fabrique de canons), et dépendant du Bureau de médecine et de chirurgie du Département de la Marine ; il est réservé aux officiers et aux marins de la flotte des États-Unis.

Presque tous ces hôpitaux (1) et dispensaires, comme d'ailleurs les maisons de santé organisées par les médecins eux-mêmes et que nous n'avons pas à citer, sont dirigés par des

(1) Les autres hôpitaux de Washington sont : *Garfield Hospital*, datant de 1883, avec 120 lits ; *Children's Hospital*, construit en 1872, avec 128 lits ; *Freedmen's Hospital*, fondé en 1862, possédant 300 lits ; *Washington Asylum*, qui renferme 80 lits. Il y a plusieurs dispensaires : *Eastern Dispensary*, 1884 ; *Woman's Clinic*, avec 25 consultants ; *Woman's Hospital and Dispensary* (1881), dont le médecin en chef est Mme Jeannette J. Summer ; *Lutheran Eye, Ear, and Throat Infirmary*, de création récente (1890). A citer encore deux établissements homéopathiques : *National homœopathic Hospital and Dispensary* (1881), et *Lenman homœopathic Dispensary*, remontant à 1882.

dames, qui remplissent exactement les fonctions des directeurs de nos hôpitaux. Elles sont certainement mieux à leur place dans ce rôle que dans une foule d'autres professions. Chacun sait d'ailleurs qu'en Amérique la plupart des employés des administrations publiques ou privées sont des dames du meilleur monde. Elles vivent côte à côte, dans les bureaux, avec les hommes, comme les jeunes filles et les garçons dans les écoles. C'est une conséquence légitime et fatale de la coéducation, si en honneur aux États-Unis.

D'après ce qu'on vient de lire, on peut juger du peu d'importance de Washington comme centre hospitalier. Et, si j'ai tant insisté sur les institutions de cette ville, c'est qu'elles semblent avoir bien plutôt un certain air de ressemblance avec celles de nos écoles ou même de nos facultés de province qu'avec celles de notre capitale.

2° Baltimore.

Avant de passer à la description de *Johns Hopskins Hospital* et de ses dépendances, je dois citer quelques-uns des principaux hôpitaux de Baltimore, car il s'agit là d'une agglomération urbaine de plus de 450,000 habitants.

Les plus importants sont : 1° *The State Insane Asylum*, situé à Catonsville, à 6 milles de Baltimore ; c'est une énorme masse de constructions en granit, datant de 1890, et destinée aux aliénés de l'État de Maryland ; il peut y être admis 500 fous environ ; 2° *The Bay View Asylum*, dans une situation pittoresque sur la route de Philadelphie, en briques, pouvant recevoir 200 malades, construit en 1866 ; 3° *The Baltimore City Insane Hospital*, plus récent (1855), avec 400 lits. Capacité hospitalière à rapprocher de celle de l'asile d'aliénés de l'État ; 4° *The Maryland Lying-in Asylum*, destiné aux femmes en couches ; 6° *The Baltimore City Hospital*, l'hôpital de la ville, pouvant admettre 250 malades, pourvu d'un service d'ambulances, et dirigé par les *Sisters of Mercy* ; 6° *Nursery and Child's Hospital*, créé en 1874, avec 200 lits ; 7° *Saint-Agnès Hospital* (1863), avec 200 lits, etc. ; 8° *The Johns Hopkins Hospital.*

Johns Hopkins Hospital.

Johns Hopkins Hospital est universellement connu dans le monde médical, comme l'Université de même nom dans le monde savant ; mais il est certain que peu de Français l'ont visité, si je m'en rapporte au registre sur lequel les étrangers sont invités à mentionner leur passage (*Fig.* 2).

Je ne connais guère en Europe qu'un hôpital qui puisse être mis en parallèle avec l'établissement fondé par J. Hopkins : c'est *Urban Spital*, à Berlin. Nos hôpitaux français sont bâtis sur un type très différent, qu'explique facilement leur ancienneté ; et, ceux qui ont été récemment construits soit à Paris, soit en province, peuvent être tout aussi bons, tout aussi intéressants que ces deux-là ; mais certainement ils n'en ont ni l'importance, par l'étendue de la surface bâtie, ni la richesse de ressources hygiéniques, ni enfin l'harmonieux ensemble. Certes, on peut dire que quiconque n'a pas vu ces deux établissements hospitaliers (qui pourtant n'ont été faits que pour 300 à 400 malades, alors que Tenon, à Paris, en admettrait facilement le double !) ne peut se faire une idée des résultats que l'on doit atteindre à notre époque dans l'installation d'un grand hôpital, quand on dispose de ressources pécuniaires presque illimitées.

Son histoire. — L'hôpital dont je parle a été élevé grâce à un legs considérable de Johns Hopkins, un marchand de Baltimore, le fondateur de l'Université. Une sorte de concours fut ouvert entre architectes et médecins, lorsqu'il fut question d'en ébaucher l'ensemble et une foule de projets furent soumis au comité d'exécution. Celui qui fut adopté, et dont l'hôpital actuel n'est que la réalisation avec de légères modifications de détails, est dû à M. le docteur John Billings, professeur d'hygiène, dont j'ai déjà eu l'occasion de citer le nom. M. J. Billings, pour établir les plans et les dispositions générales de l'ensemble des bâtiments, dut voyager plusieurs années en Europe et visiter les principaux hôpitaux de France et d'Allemagne. Son projet fut tellement supérieur à tous les autres qu'il fut adopté presque sans discussion.

Johns Hopkins remit à un Conseil d'administration 3,500,000 dollars et les travaux furent commencés en 1875. L'hôpital était ouvert en 1889 et on avait dépensé pour sa construction 1,610,405 dollars, c'est-à-dire 8,454,000 francs.

Il se trouve à l'est de Baltimore, sur le versant d'une colline, entre les rues Broadway, Wolfe, Monument et Jefferson. Il couvre une étendue de terrain de 859 × 768 pieds. Le sous-sol est argileux et strié de couches de sable.

Les bâtiments. — Immense bâtiment situé sur un point élevé de la ville, destiné à recevoir les différentes sortes de malades atteints d'affections aiguës, le *Johns Hopkins Hospital* est composé de nombreux pavillons séparés, divisés en trois grandes sections (médecine, chirurgie et gynécologie; il n'y a pas de section d'accouchements), dirigées par un médecin en chef, un chirurgien en chef et un gynécologiste en chef. Dans cet hôpital, on soigne gratuitement les patients habitant Baltimore et ses environs, ainsi que les blessés par accidents de l'État de Maryland ; mais il y a aussi des chambres payantes dans deux pavillons séparés (1), et tous les malades peuvent être admis dans les salles communes, s'ils ne remplissent pas les conditions ci-dessus énoncées, à condition de payer une certaine somme par jour (ordinairement 5 dollars par semaine).

Il existe dans l'hôpital des *Laboratoires*, très bien installés, de bactériologie et d'anatomie pathologique (dépendances de l'École de médecine) ; un *Dispensaire* admirablement organisé ; et une *Training School for Nurses*, avec une *Nurses' Home* (écoles d'infirmières et pavillons des infirmières), très bien comprises.

Je ne veux pas décrire ici par le menu *Johns Hopkins Hospital*, qui n'a été terminé que récemment, énumérer tous les services qu'on y trouve. Aussi bien ceux qui désirent des renseignements techniques plus circonstanciés les liront-ils avec plus de profit dans la magnifique publication du docteur Billings (2). Je préfère n'insister que sur ce que j'ai vu moi-même ; et mon récit n'en sera peut-être que plus net et moins fastidieux.

Les salles de malades. — Ma première visite a été consacrée à parcourir le service de chirurgie, qui occupe, bien entendu, un pavillon spécial. J'y ai noté que les salles étaient petites, contenaient à peine une douzaine de lits et que la plus grande était circulaire, ou plutôt *octogonale*, de façon à rendre plus facile et plus efficace une surveillance continue.

J'y ai remarqué une sorte de paravent en bois de sapin, d'un transport aisé, qui permet d'isoler chaque malade dans la salle commune. Il y a, au moment où l'on fait les panse-

---

(1) *Male Pay-Ward* et *Female Pay-Ward*, voisines de *Nurses'Home*.

(2) J. S. Billings. — *Description of the Johns Hopkins Hospital.* — Vol. de 166 pages, avec 56 planches en phototypie, 1890.

ments, jusqu'à trois de ces paravents en usage dans chaque service. Ce sont des sortes de *boxe* que l'on place autour du lit. On peut, grâce à cette disposition, exécuter des

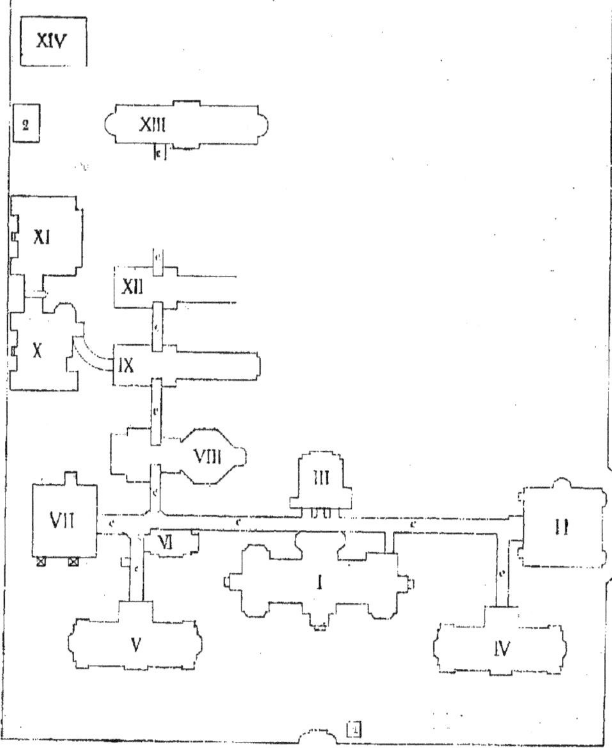

Fig. 2. — Plan d'ensemble de *Johns Hopkins Hospital.* (Partie construite lors de l'inauguration en 1889). — *Légende*: I. Administration. — II. *Nurses' Home.* — III. Pharmacie. — IV. Pavillon de malades payants (Femmes). — V. Pavillon de payants (Hommes). — VI. Bains. — VII. Cuisines. — VIII. Salle de malades octogonale. — IX-XII. Salles de malades. — X. Amphithéâtre d'opérations (chirurgie). — XI. Dispensaire. — XIII. Pavillon d'isolement. — XIV. Laboratoires. — 1. Loge du concierge. — 2. Ecuries. — *c*. Corridors.

pansements compliqués, voire même de petites opérations (ponction, ouverture d'abcès, etc.), sans que les autres patients sachent ou voient ce que l'on fait. Y a-t-il un décès dans la salle ? Immédiatement, autour du lit, on dispose le paravent, de façon à dissimuler le mort. Un malade est-il agonisant ? On prend les mêmes précautions. De la sorte l'ordre n'est pas troublé dans la salle et on évite aux autres blessés un spectacle toujours pénible.

Les quelques malades chirurgicaux que j'ai eu l'occasion de voir m'ont vivement intéressé : je citerai, en particulier, un volumineux anévrisme de l'aorte, qui proéminait à la partie postérieure du thorax, et surtout une opérée qui a subi une résection de l'uretère et chez laquelle M. le docteur Howard A. Kelly, professeur de gynécologie, avait pratiqué avec succès la suture par anastomose latérale de ce conduit. C'est, si je ne m'abuse, la première opération de ce genre qui ait été faite chez l'homme.

J'ai vu aussi plusieurs hystéropexies exécutées par M. Kelly à l'aide des procédés spéciaux qu'il a imaginés et que j'ai fait connaître en France dans ma thèse de doctorat (1).

Parmi les cas médicaux, dignes de remarque, que l'on m'a montrés, je ne saurais oublier un cas type d'acromégalie, une sclérose en plaques, deux petits nègres rachitiques, un syphilome cérébral, une maladie de Raynaud, certaines complications rares de la fièvre typhoïde, etc.

Certaines pratiques m'ont étonné un peu, ne les ayant jamais vu utiliser en Europe ; par exemple, l'habitude de *prendre la température dans la bouche*, à l'aide de petits thermomètres très commodes. On introduit l'un des instruments dans la cavité buccale, et l'on prie le malade de rapprocher hermétiquement les lèvres. A ce qu'on m'a rapporté, cette manière de faire donne des chiffres comparables à ceux que l'on obtient en prenant les températures rectale et vaginale ; mais cette méthode serait un peu moins précise. On n'y a recours que dans les cas ordinaires, que si l'on est un peu pressé, car elle est plus rapide ; chaque fois que l'on a un malade sérieux, on revient à la température rectale. Les patients ne trouvent pas ce procédé trop désagréable (on utilise rarement ici la recherche de la température axillaire) et, pour éviter toute contamination, on se borne à laver les instruments, après chaque séance, à l'aide d'une solution phéniquée ou à les nettoyer avec de la vaseline antisep-

(1) Baudouin (Marcel). — *De l'hystéropexie abdominale antérieure*. Paris, 1 vol., 1890.

tique. On a soin d'avoir deux séries de thermomètres : l'une pour la bouche ; l'autre pour le rectum.

L'installation des salles de malades est digne également d'être mentionnée. Je n'insiste pas sur leur propreté irréprochable, sur le soin avec lequel toutes les précautions hygiéniques sont prises, sur la présence du téléphone, de petites bibliothèques, d'arbustes et de fleurs, de cages remplies d'oiseaux, d'aquariums à poissons rouges ; mais je veux signaler l'importance et la régularité des services rendus par les *Nurses* américaines, qui jouent ici le rôle des infirmières et surveillantes de nos hôpitaux.

Les Infirmières. — A *Johns Hopkins Hospital*, elles sont au nombre de 60. Leur uniforme d'une blancheur éclatante, leur respect pour le malade, la délicatesse de leurs manières, leur bonté, leur instruction professionnelle, leur irréprochable tenue m'ont vivement frappé. Si le lecteur veut bien me permettre de rappeler qu'à Paris je suis en contact permanent avec un personnel hospitalier analogue, en qualité de membre du corps enseignant des écoles d'infirmières, il comprendra sans peine combien de semblables constatations ont été pénibles pour moi. J'ai comparé ailleurs les traitements dérisoires des infirmières laïques de France aux nombreux dollars que touchent par an les coquettes *Nurses* d'Amérique et en particulier celles de cet hôpital ; mais à Baltimore, plus qu'ailleurs encore, j'ai constaté la différence de culture intellectuelle, et, comme bien on pense, j'ai compris alors tout l'intérêt de la lutte à laquelle à Paris j'ai été indirectement mêlé. Jamais je n'ai mieux saisi que ce jour-là la réelle signification de cette boutade de mon cher maître, M. le professeur Terrier : « Il faut qu'une infirmière soit laïque, jolie, coquette et... amoureuse. »

Quand on a visité un certain nombre d'hôpitaux américains, on peut apprécier l'indiscutable portée morale et sociale de cette réflexion, en apparence si scabreuse. En tout cas, on la trouvera justifiée, plus qu'il est nécessaire, dans le travail où j'ai étudié dans leur ensemble les écoles d'infirmières transatlantiques. Mais je devais ici la rappeler dès maintenant, car c'est tout à fait sa place.

Nurses'Home.—J'ai jeté aussi un rapide coup d'œil sur le bâtiment réservé aux infirmières de *Johns Hopkins Hospital*, la *Nurses'home.* C'est un pavillon superbe, un véritable petit hôtel, presque un palais, dont les tapis moelleux, les escaliers de marbre blanc d'un éclat étincelant, contrastent joliment avec les paillassons en loques et les échelles de bois des dortoirs de la Pitié ou de la Salpêtrière...

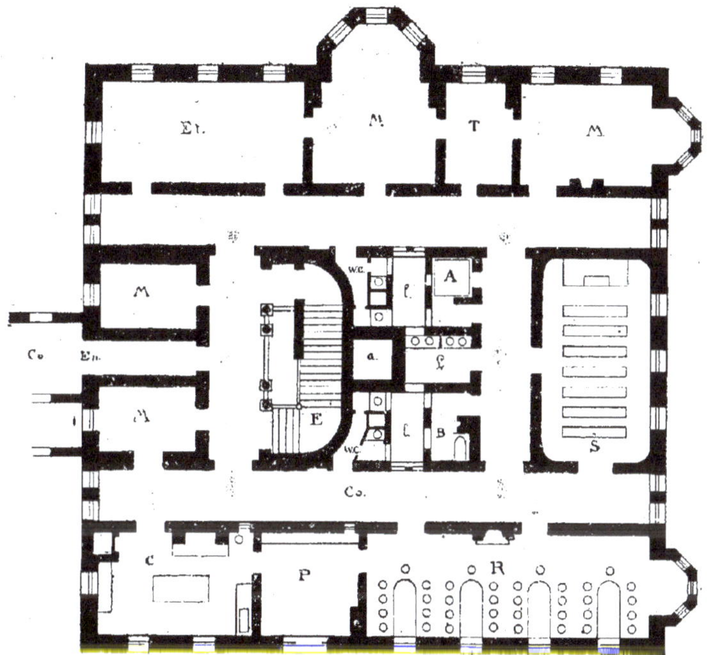

Fig. 3. — *Nurses'Home* au *Johns Hopkins Hospital.* — Plan du rez-de-chaussée. (*Basement* ou 1er étage.). — *Légende :* En, Couloir d'entrée ; — Co, Corridor rejoignant les différents quartiers de l'Hôpital (voir *Fig.* 2) ; — M, Magasin ; — C, Cuisine ; — P, Paneterie ; — R, Réfectoire ; — S, Salle de cours ; — T, Salle de couture ; — Et., Salle d'études ; — E, Escalier du 1er étage ; — A, Cage de l'ascenseur ; — L, Lavabos ; — B, Baignoire ; — l, Prise de lumière ; — a, Prise d'air ; — wc, Water-closets.

Le pavillon a trois étages et un rez-de-chaussée, c'est-à-dire quatre étages. Le 1er (*basement*), pour compter à la manière américaine, comprend une grande salle de cours, le réfectoire qui contient environ 36 à 40 places, la paneterie, la cuisine (où se font les exercices pratiques d'art culinaires !), quatre magasins, la salle d'études, des water-closets

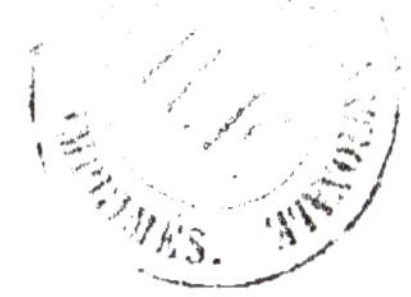

et une chambre de bains. Un ascenseur vient doubler l'escalier qui dessert les étages supérieurs.

Au 2e étage, une large terrasse servant de promenoir, précédée d'une grande salle de pas perdus, deux chambres pour les superintendantes, le salon de réception des infir-

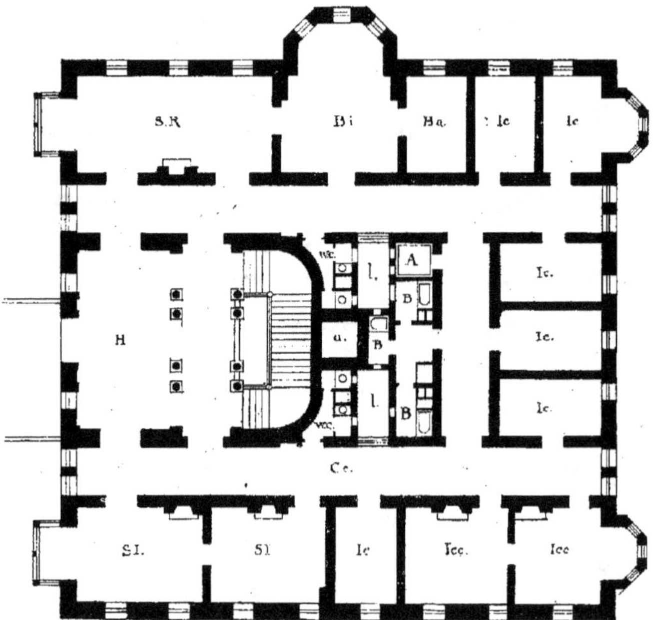

Fig. 4. — *Nurses'Home* au *Johns Hopkins Hospital.*—Plan du 2e étage occupé par les *Infirmières en chef.* —*Légende* : H, Promenoir-Hall, s'ouvrant sur une terrasse ; — S.R., Salon de réception des infirmières ; — Bl, Bibliothèque et salle de lecture ; — Ba, Réserve de livres ; — Si, Chambre pour la superintendante. — Ic, Six chambres sans cheminée pour les Infirmières en chef ; — Icc, Deux chambres à cheminée pour les Infirmières en chef *malades* ; — B, Trois salles de bains ; — Pour les autres lettres, voir la *Fig.* 3.

mières, la bibliothèque, avec une annexe servant de magasin à livres, 8 chambres pour quatre infirmières en chef et toujours des water-closets et deux salles de bains. On voit que cet étage est surtout réservé aux infirmières gradées.

Au 3e étage, il y a 17 chambres de *Nurses*, plus 4 autres chambres pourvues de cheminées qui servent pour les infirmières tombant malades, une lingerie, et comme au 2e des water-closets et des chambres de bains. Le 4e étage est disposé d'une façon absolument identique.

A titre de simples renseignements, je crois utile d'énumérer les objets que j'ai notés dans le salon de réception des infirmières (*Nurses Parlor*). On verra qu'il n'y a rien de trop, qu'il y a un grand confortable sans luxe exagéré, mais que tout le superflu a été sacrifié à une propreté minutieuse.

Fenêtres sans tentures ni rideaux ; une cheminée, ce qui est rare en Amérique, et du luxe à *Johns Hopkins Hospital*, chauffé par des serpentins d'eau chaude ; des tapis mobiles sur un parquet ciré ; pas de tableaux et rien n'est accroché aux quatre murs qui sont d'un blanc immaculé ; plusieurs tables sans tapis, des fauteuils d'osier élégants ; quelques chaises rembourrées, et, comme bien on pense, des *rocking-chairs*, le siège traditionnel de toute Américaine.

Je n'ajouterai qu'un mot. Non seulement nous n'avons en France rien de comparable ; mais il n'existe pas encore dans notre pays une institution qui puisse vraiment porter le nom d'école autonome et complète d'infirmières laïques. Ce qui a été fait à Paris ne peut pas être mis en parallèle avec les institutions de ce genre aux États-Unis.

Les salles d'opérations. — J'ai visité le pavillon réservé aux opérations gynécologiques et à la chirurgie (1). Aujourd'hui tout est éclairé à la lumière électrique qui est distribuée aujourd'hui avec profusion (2). L'amphithéâtre de chirurgie est disposé de la façon suivante :

Au centre, un vaste hémicycle pourvu de gradins, ouvert en arrière pour laisser entrer et sortir les étudiants, avec vestibule et water-closets pour les élèves au-dessous des gradins.

Ceci est la salle d'opérations pour les malades infectés. Non loin de là se trouve une autre petite salle d'opérations pour les blessés ou patients aseptiques, éclairée de deux côtés, tandis que le grand amphithéâtre reçoit surtout le jour par en haut.

---

(1) J'ai noté la présence de stérilisateurs pour les pansements, pour les instruments de chirurgie, etc. J'ai vu qu'il y avait des brosses spéciales pour les opérations sur l'abdomen, etc.

(2) Kelly (H.). — *The Johns Hopkins Hospital Bulletin* (*Reports of Gynæcology*), 1892.

Au pourtour se trouve une chambre pour l'anesthésie, servant à la fois pour les deux salles, ce qui n'est pas très logique ; un cabinet pour le chirurgien ; une chambre noire pour l'ophtalmologie ; un cabinet pour la surveillante ; des chambres d'opérés ; de petites salles de malades ; une chambre de bains, située à côté du cabinet où l'on fait entrer directement tous les blessés venant du dehors et susceptibles d'avoir à subir instantanément une opération. Il y a encore une salle spéciale réservée aux examens gynécologiques, voisine des dernières mentionnées, non loin de la loge du surveillant. Les blessés ne rentrent pas du dehors dans l'amphithéâtre par le même couloir que les malades de l'hôpital. Il y a de même une entrée réservée aux étudiants seuls.

Je passe sous silence l'*Apothecary's Building* à quatre étages, dont la description étonnerait bien des pharmaciens français, pour dire un mot du Pavillon d'isolement (*Isolating Ward*).

Pavillon d'Isolement. — C'est, dans les sous-sols, toujours la même disposition pour le chauffage, et sur le toit toujours les mêmes nombreuses cheminées d'aération, si bien qu'on pourrait décorer *Johns Hopkins Hospital* du nom d'*Hôpital des petites cheminées et des serpents d'eau chaude !* On trouverait difficilement une expression plus exacte.

Puis, un seul étage, extrêmement élevé (plus de 10 mètres), renfermant une vingtaine de cellules ouvrant sur un grand corridor central et pourvue chacune d'un lit. Trois de ces cellules ont leur sol perforé en partie, pour assurer un chauffage plus efficace, les serpentins de chaleur se trouvant immédiatement au-dessous. On trouve là aussi deux chambres d'infirmières à deux lits chacune, une salle de bains, une cuisine spéciale et une lingerie. Aux deux extrémités du pavillon on a placé des terrasses.

Chauffage et ventilation. — J'ai dit qu'il y avait dans cet hôpital une salle octogonale. Je ne reviens pas sur cette disposition curieuse ; mais je ne saurais trop insister pour qu'on se reporte aux descriptions de M. John Billings pour tout ce qui concerne les systèmes de chauffage et de ventilation si originaux adoptés dans cet établissement. Je n'ai pu y insister, car il m'aurait fallu, pour les faire comprendre, reproduire un grand nombre de plans et de dessins ; mais je croirais n'avoir pas rempli ma tâche si je n'avais pas signalé d'une façon toute spéciale ce qui distingue si nettement *Johns Hopkins Hospital* de tous les autres hôpitaux américains et même européens.

La machinerie. — Les sous-sols de cet établissement sont aussi à voir en détails : il y a là une machinerie dont nous n'avons pas d'analogue en France, qu'on ne retrouve qu'à Berlin. Malheureusement il nous est impossible d'en faire comprendre en quelques lignes la disposition et l'intérêt. Nous ne signalerons que les points principaux.

Des tuyaux acoustiques sont placés dans toutes les salles, dans tous les corridors, et réunissent les différents *buildings* les uns avec les autres. Ils font communiquer les cuisines et le pavillon des infirmières (*Nurses' home*) avec le bâtiment de l'administration.

Les corps de bâtisse, séparés les uns des autres, sont reliés par le téléphone aux bureaux de l'administration, lesquels communiquent avec le service général de la ville.

Un enregistreur électrique de la température des salles doit être installé dans la plupart d'entre elles.

Désinfection. — Dès l'époque à laquelle il a été construit, l'hôpital a été pourvu, dans la blanchisserie, d'un appareil à désinfection, placé dans une chambre spéciale, divisée en deux parties : l'une pour le côté infecté, l'autre pour le côté stérilisé. L'appareil, plus ou moins analogue à ceux dont on se sert aujourd'hui en France, est à vapeur sous pression, mais ne vaut pas ceux que la maison Geneste et Herscher fabrique actuellement. Cette chambre de désinfection, dans laquelle on entre de plain-pied, présente deux portes de sortie du côté désinfecté : l'une donne sur la rue, l'autre s'ouvre dans un magasin où l'on peut déposer les objets stérilisés. Une fenêtre, placée dans la cloison de séparation, permet de voir d'un côté ce qui se passe de l'autre.

Laboratoires. — Les laboratoires d'anatomie pathologique (*Pathological Building*) se trouvent situés dans un bâtiment qui comprend un sous-sol, un rez-de-chaussée et un premier étage. Au rez-de-chaussée (*Main Floor*, en américain), d'un côté de la porte d'entrée un laboratoire privé, une bibliothèque servant de salon ; de l'autre, les laboratoires de bactériologie, au nombre de deux, dont l'un, le plus grand, renferme un *cremating furnace*.

En face est placé un amphithéâtre d'autopsies, pourvu

d'une table centrale pour les démonstrations anatomo-pathologiques et d'une série de gradins disposés en demi-cercle. Dans un coin, des water-closets, puis une porte d'entrée et de sortie pour les étudiants. Cet amphithéâtre communique avec le dépôt des morts, la Morgue, située à côté au même étage, qui est aussi une salle de dissection.

Au deuxième étage (*Second Floor*), on remarque un musée anatomo-pathologique, une chambre à photographie pourvue d'un cabinet noir; le laboratoire de pathologie expérimentale; le laboratoire d'histologie pathologique, et enfin le cabinet-laboratoire du directeur. Chacun d'eux est largement éclairé et ce bâtiment, comme tout l'hôpital, est admirablement ventilé, comme d'ailleurs toutes les constructions de l'hôpital.

Au laboratoire d'histologie, on nous a montré un congélateur instantané à acide carbonique liquide pour pièces pathologiques ; dans celui de M. le docteur William H. Welch, professeur de pathologie, les serpents à sonnettes de l'Alabama qui servent à ses expériences sur le venin des reptiles.

La Morgue n'est pas en communication avec le reste de l'établissement. Elle n'est pas chauffée et ventilée à la manière de l'hôpital. Le sol est revêtu d'asphalte. L'amphithéâtre d'autopsies mesure 29 × 38 pieds et comprend deux étages. Il est éclairé par le haut et à l'est. Le pavage est encore en asphalte.

Dispensaire. — Le dispensaire, annexé à l'hôpital, est l'une des parties les mieux comprises, à mon avis. Il correspond à ce que nous appelons en France *le service de la consultation*, à ce qu'on désigne en Allemagne sous le nom de *Policlinique annexée à un grand établissement hospitalier*. Le bâtiment qui le constitue se compose d'un sous-sol et d'un rez-de-chaussée haut d'étage, environ 8 mètres (exactement 23 pieds).

Dans le sous-sol se trouvent les chambres de chauffe, à la partie supérieure desquelles circulent les serpentins classiques de l'Amérique du Nord. Ces chambres ont une hauteur de 3 m. 33 (10 pieds). La disposition de ces serpentins au-dessous de la grande salle du rez-de-chaussée est extrêmement curieuse, très ingénieuse, et assure le chauffage d'une façon parfaite. On a adopté là des dispositions qui donnent au problème qu'on avait à résoudre une solution très élégante et qui constituent un des points les plus caractéristiques de *Johns Hopkins Hospital*, avec son système de ventilation. Malheureusement une description complète m'entraînerait trop loin.

Au rez-de-chaussée, c'est une grande salle d'attente de 17 à 18 mètres de côté, pourvue de six séries de banquettes parallèles où prennent place les malades, et entourée d'une douzaine de chambres isolées.

A gauche de la porte d'entrée principale se trouve le cabinet du médecin spécialiste chargé du soin des affections de la gorge ; immédiatement après vient celui du médecin d'enfants ; puis trois chambres sont consacrées à la médecine générale.

De l'autre côté, en allant de l'entrée vers le fond, on rencontre la partie réservée aux affections chirurgicales : il y a un cabinet pour la chirurgie générale, un pour l'ophtalmologie et l'autre pour l'otologie, car en Amérique, presque toujours, ce sont les mêmes spécialistes qui soignent les affections des yeux et des oreilles, contrairement à ce qui a lieu en Europe. A côté se trouve la chambre pour les examens gynécologiques et la porte de communication qui conduit, par un long corridor, à l'amphithéâtre de chirurgie que nous avons décrit.

Du côté du fond, la salle réservée au médecin chargé du soin des affections nerveuses (neuropathologie), puis celles où l'on soigne les affections de la peau (dermatologie) et les maladies des voies urinaires.

Au fond de la salle d'attente, on aperçoit les annexes indispensables, c'est-à-dire la pharmacie du dispensaire, quatre chambres de bains pourvues, comme toujours en Amérique, de water-closets, des urinoirs, l'escalier pour descendre dans le sous-sol, etc.

Le tout, naturellement, d'une propreté exquise et admirablement organisé avec un sens pratique qu'on ne rencontre qu'au pays où le temps est surtout de l'argent, où pour bien travailler et produire il faut travailler vite.

Construction en général. — J'extrais enfin du livre de M. Laurent (1) quelques détails complémentaires sur le mode de construction de cet hôpital.

« Les façades sont en briques, avec parements de grès et de terre cuite moulée. Les fondations du bâtiment principal sont d'une base de moellons ; celles des autres locaux sont

---

(1) O. Laurent. — *Les Universités des États-Unis et du Canada.* Bruxelles, 1894.

de larges tables de granit. Les fondations et les murs intérieurs sont en briques dures, avec ciment de Cumberland, recouverts de carrelages résistants (heavy slate). Des conduits de drainage en pierre entourent les fondations ; la surface externe des murs, dans le sol, est garnie « d'ardoises » (slate). Au niveau du sol, les murs sont creusés d'un espace d'air de 2 pouces, à 9 pouces de la face intérieure.

Tous les parquets goudronnés sont revêtus d'un carrelage fixé dans une couche d'asphalte anglais et assujetti par des tenons de cuivre.

Les planchers des bâtiments principaux et du corridor sont faits de carreaux creux en chaux hydraulique de Teil, reposant sur des poutrelles de fer. Les planchers de toutes les salles de malades sont fabriqués en pins de Géorgie de 1 1/8 de pouce d'épaisseur. Les murailles sont plâtrées et peintes à l'huile. En général, le bois a été employé aussi rarement que possible (contrairement à la coutume américaine) ; pour les fenêtres, c'est du frêne à moulages fort simples. Les volets peuvent être ouverts à volonté au-dessus ou au-dessous, et leur partie inférieure peut être tournée en dehors, de manière à constituer une sorte de tendelet laissant pénétrer l'air, mais non la lumière. »

En somme, *Johns Hopkins Hospital* est un hôpital unique et surtout un modèle à étudier et à voir.

3° Philadelphie.

De tous les hôpitaux de Philadelphie, le plus important est certainement l'*Hôpital de l'Université de Pennsylvanie* (*Fig.* 5).

Il est situé derrière le College Hall de l'Université de même nom, et n'en est séparé que par Spruce Street ; il n'est donc qu'à quelques mètres de la Faculté de médecine qui dépend de cette institution. Lors de notre visite, nous avons eu la bonne fortune d'assister à une leçon de M. le docteur Edward Martin, professeur de clinique des maladies des voies génito-urinaires, qui a eu l'amabilité de nous montrer l'hôpital dans son ensemble, et en particulier le service dont il est chargé actuellement.

L'*University Hospital* est placé sous la direction du docteur John Billings, le créateur de *Johns Hopkins Hospital* de Baltimore ; il occupe des terrains donnés par la ville à l'université et sert à l'instruction clinique des étudiants depuis 1874. En 1882, il a été notablement agrandi, à la suite d'un legs destiné à assurer la construction de bâtiments pour les maladies chroniques. A signaler un vaste amphithéâtre de clinique pour 600 étudiants et d'autres plus petits pour les cours. Il y a plusieurs salles pour les maladies de la peau, des femmes, des enfants, du système nerveux, etc. Un dispensaire orthopédique y est annexé. Il y a des malades payants dans les salles et dans les chambres particulières, ainsi que des *appartements spéciaux pour les alcooliques* (*mania-a-potu*), si communs aux Etats-Unis.

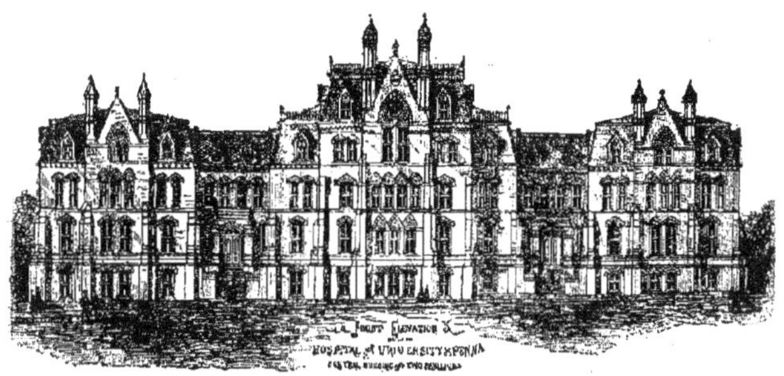

Fig. 5. — *Hospital of the University of Pennsylvania*, à Philadelphie.

Les chefs de service sont tous professeurs à l'Université. Il y a 3 assistants médecins, 3 assistants chirurgiens, 1 chirurgien anesthésiste (Dr David B. Birney), 1 gynécologiste anesthésiste (Dr Lewis H. Adler), 1 pharmacien et 6 médecins résidents. Le service du grand dispensaire de l'hôpital est fait par un personnel très nombreux de spécialistes. Voici leurs noms : *Chirurgiens*, maladies des femmes (W. L. Taylor) ; maladies des yeux (J. Wallace) ; maladies des oreilles (James W. Brown) ; *Médecins*, maladies de poitrine (J. Howard Reeves) ; médecine générale (M. Howard Fussell) ; maladies de la peau (Mitton B. Hatzell) ; maladies du système nerveux (Charles S. Potts) ; analyses microscopiques (James W. Keily), auxquels il faut ajouter au moins une quinzaine de médecins ou chirurgiens suppléants et d'assistants.

L'hôpital étant ancien ne présente rien de bien particulier à signaler en dehors des salles d'opérations, de son personnel qui est laïque, et de son école de *Nurses*.

Je n'ai pas besoin de dire qu'il y a, en outre, à Philadelphie, plus d'une cinquantaine d'établissements hospitaliers de toutes sortes, institutions charitables ou établissements privés, dont je ne ferai pas l'énumération. Je rappelle seulement le *Woman's Hospital* (*Fig.* 6), annexé à l'Ecole de médecine des Femmes de cette ville, que j'ai décrite ailleurs (1); et je me borne, en terminant, à signaler une création nouvelle, dont les bâtiments ont été établis avec tout le confort désirable : je veux parler de *The Mary J. Drexel Home and Philadelphia Mother-House of Deaconnesses* (*Fig.* 7), situé derrière *German Hospital* (hôpital allemand assez important désormais) et tout près de *Girard College.*

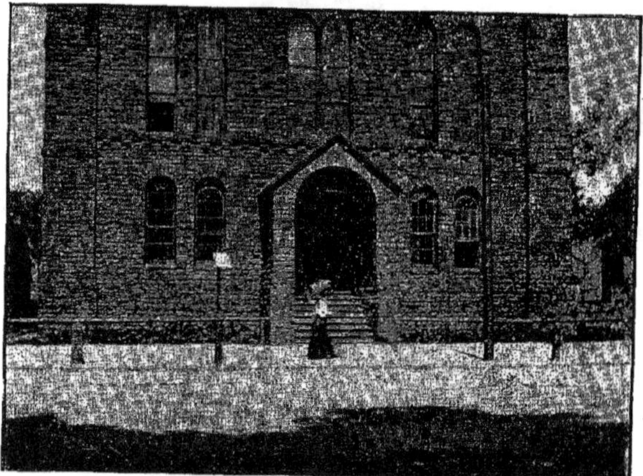

Fig. 6. — *Woman's Hospital*, à Philadelphie. — D'après une photographie instantanée de l'auteur, faite le 10 juin 1893.

A cette fondation, qui est surtout une maison de retraite pour les vieillards, est adjoint un dispensaire pour enfants (*Children's Dispensary*), luxueusement aménagé. J'ai vu là des dispositions intéressantes, entre autres une organisation parfaite des salles de consultations pour les diverses spécialités, la salle de jeu pour les enfants, une jolie salle d'opérations, un système particulier de baignoires faciles à déplacer, etc. Tout le bloc de maisons, dispensaire pour

(1) Baudouin (Marcel). — *Les Ecoles de médecine pour femmes aux Etats-Unis* ; in *France médicale*, 18 mai 1894.

enfants, asile de vieillards, maison des diaconesses (ce sont des luthériennes), érigé en l'honneur de Mme M. J. Drexel, est revenu à 2,500,000 francs. C'est dire, étant donné ses dimensions restreintes, dans quelles conditions de luxe il a été élevé. On l'a inauguré en 1888. Le donateur étant allemand, tout le matériel, naturellement, vient d'Allemagne, jusqu'aux briques creuses qui ont servi à la construction de l'édifice ! L'historique de cet établissement, comme, d'ailleurs, celui de la plupart des œuvres d'assistance aux Etats-Unis, mériterait d'être connu en France. Ces données réussiraient peut-être à montrer à nos com-

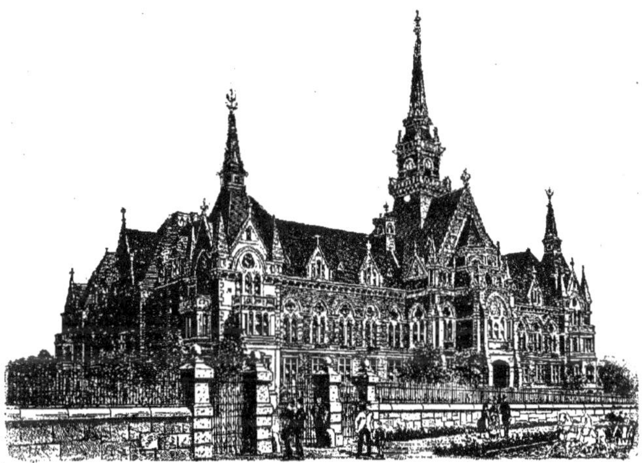

Fig. 7. — *The Mary J. Drexel Home and Philadelphia Motherhouse of Deaconnesses*, à Philadelphie.

patriotes d'aujourd'hui comment les Allemands émigrés s'y prennent pour fonder hors de chez eux des institutions bonnes et durables et faire apprécier à l'étranger le bon renom de leur patrie.

En tout cas, comme *Girard College*, — cette création originale qui porte bien la marque de l'esprit français et dont la masse imposante se dresse fièrement de l'autre côté de la rue —, *German Hospital* et *The Drexel Home* sont les témoins allemands de la puissance et de la valeur de l'initiative privée au pays de la libre Amérique.

4° Boston.

Des nombreux hôpitaux de Boston, je ne dirai un mot que de quelques-uns. En premier lieu, je citerai *Massachussetts General Hospital*, qui est un peu ancien, mais qui a encore un certain intérêt en raison de ses dimensions et des nouveaux pavillons qu'on vient d'y annexer. Une salle d'opérations y a été récemment installée, conformément aux données modernes.

Le *Boston City Hospital* (*Fig.* 8), plus récent, est une imposante construction ; il fait honneur à la ville qui l'a élevé de ses deniers. Il y a là un service de tentes qui mériterait une description spéciale (*Fig.* 9). J'insiste seulement sur le nombre des admissions annuelles, qui atteint le chiffre de 8,000 (3,800 cas médicaux ; plus de 3,000 cas de chirurgie, etc.) ; sur la capacité hospitalière de cet établissement, un des plus grands des États-Unis, après *Bellevue Hospital* (il y a 500 lits environ), et sur l'École d'infirmières, qui y est installée.

Je dois mentionner encore *Boston Lying-in Hospital* (*Fig.* 10). Ce petit hôpital, en effet, composé d'une série de petites salles de 7 à 10 lits et de plusieurs chambres isolées, est considéré à Boston comme un des meilleurs types de constructions hospitalières. Un assistant du *Massachussetts Hospital* me l'a répété et je serais désolé de le contredire ; il me semble pourtant qu'il n'est pas impossible de faire mieux encore. A signaler les voies de dégagement en cas d'incendie (*Fire escape*), etc.

Grâce à l'amabilité de l'un des internes, j'ai eu l'occasion d'y voir deux cas intéressants. D'abord un fait rare : trois jumeaux, bien portants, âgés de quelques jours, provenant d'une grossesse à terme qui s'est terminée sans complications ; les enfants augmentaient de poids tous les jours. L'autre cas a trait à un nouveau-né, présentant une difformité plus commune (sexdactylie). Dans une des salles, lors de notre visite, une accouchée était atteinte de manie puerpérale. Dans la chambre réservée aux accouchements et qui sert aussi de *lecture's room* pour les *Nurses*, on m'a montré un modèle de couveuse nouveau et un appareil très simple et très pratique pour le chauffage du lit de la femme en travail ou de l'opérée. C'est une espèce de fourneau à gaz, avec cheminée, portatif, lançant de l'air chaud sous les draps.

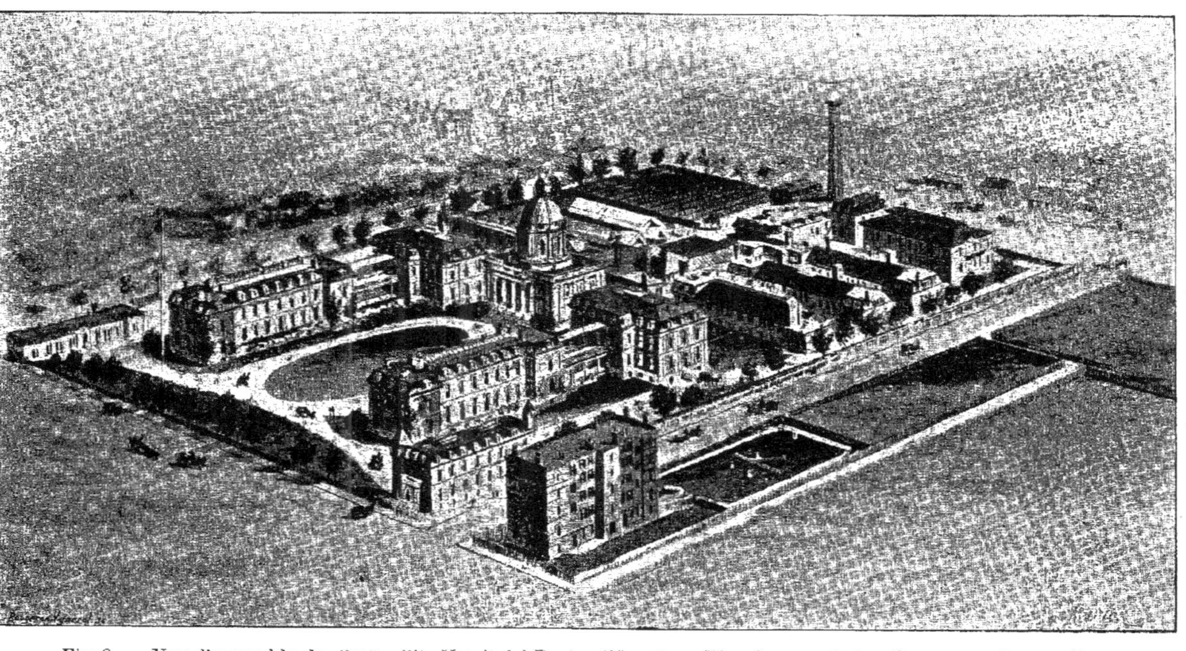

Fig. 8. — Vue d'ensemble du *Boston City Hospital*, à Boston (Mass.). — D'après une photocollogravure d'aquarelle.

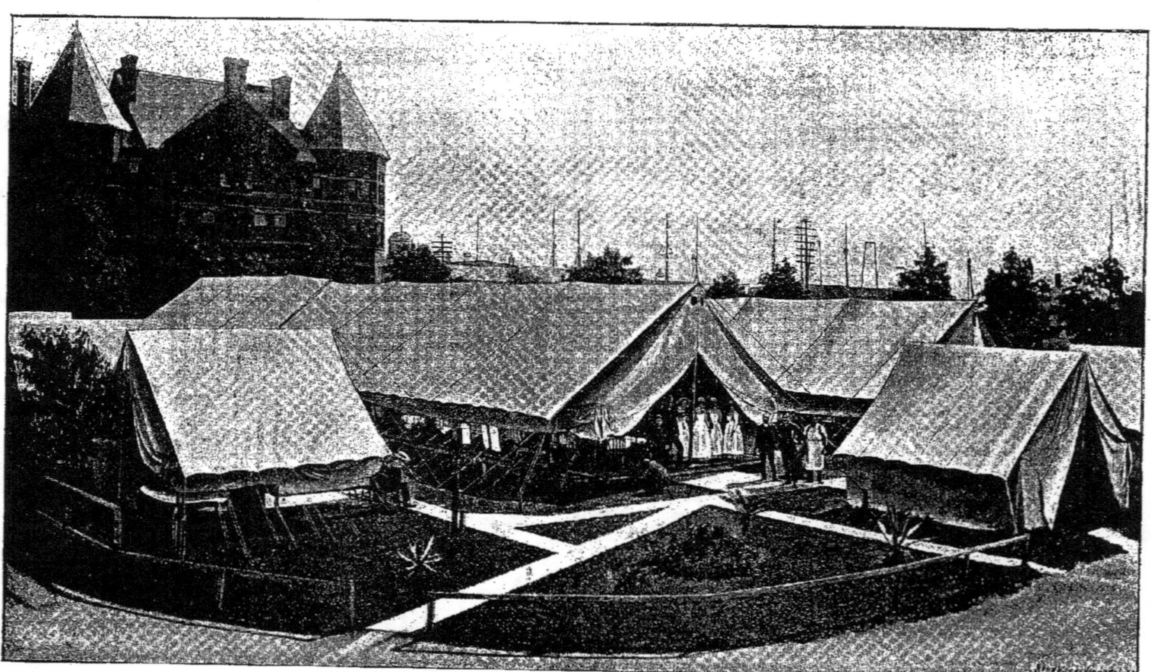

Fig. 9. — Le service des tentes au *Boston City Hospital*. — On voit sur cette simili-gravure, faite d'après une photocollogravure, l'uniforme des Nurses américaines.

Je donne ici des figures de ces hôpitaux : elles en disent beaucoup plus que de longues descriptions, qui, d'ailleurs, m'entraîneraient trop loin (*Fig.* 8, 9 et 10).

Avant de quitter Boston, il faut aller visiter une annexe de *Massachussetts Hospital : Mac Lean Hospital*, dont on trouvera ci-dessous une vue panoramique (*Fig.* 11). C'est un vaste hôpital-asile, construit il y a quelques années, dans le village de Waverley, à quelques lieues N. O. de Boston, non loin de Watertown et de Waltham. Composé d'une série

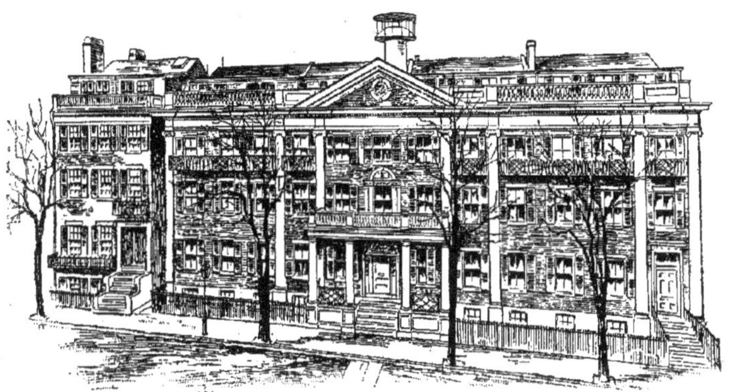

Fig. 10. — *Boston Lying-in Hospital*, à Boston.

de pavillons disséminés dans un beau parc, au milieu d'un bois de vieux chênes, il comprend un bloc de six bâtiments réservés aux malades. Au centre de ce groupe est le pavillon de l'Administration, *Administration house*, qui renferme les bureaux, la bibliothèque, le téléphone, un dispensaire, etc., au premier étage ; tandis que le second et le troisième sont occupés par le personnel hospitalier. A une certaine distance, se trouvent d'autres constructions, remarquables par leur aménagement : *Upham Memorial Building*, où sont placés des hommes ; *Appleton Building*, où il n'y a que des femmes ; *Belknap House*, qui renferme toute une série de chambres bien agencées, avec des réfectoires et des salons, etc. Chacun de ces bâtiments a son autonomie et chacun d'eux est chauffé à la vapeur d'eau par irradiation indirecte.

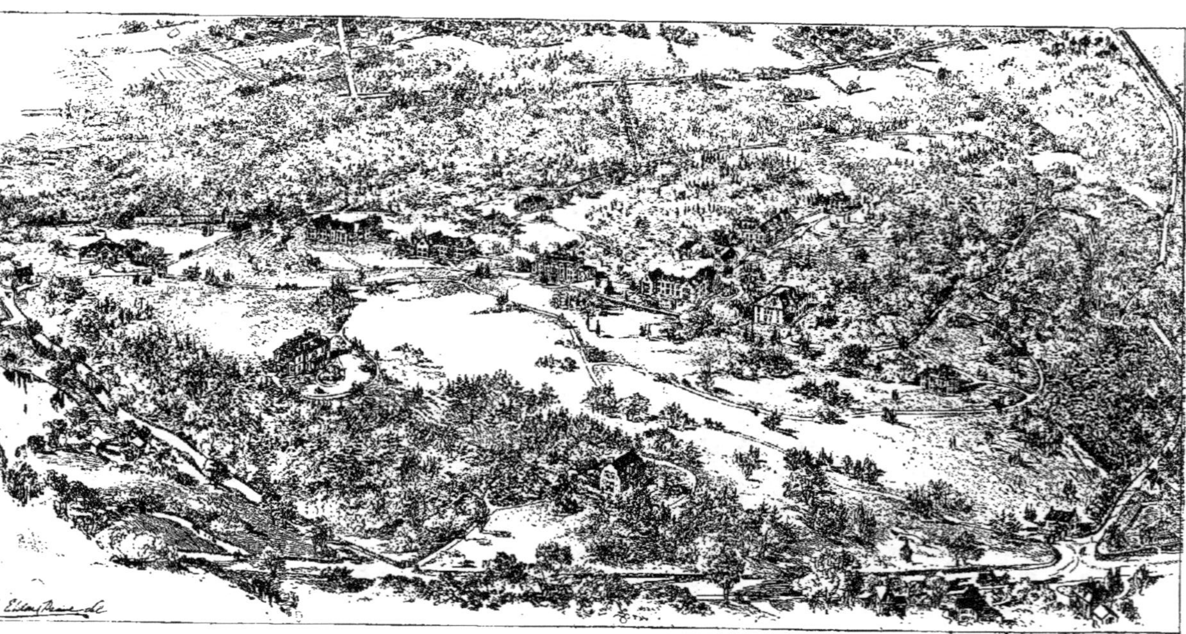

Fig. 11. — *Mac Lean Hospital*, à Waverley, près Boston (Mass.).

5° New-York.

Enumérer les nombreuses maisons hospitalières qu'on peut rencontrer à New-York serait peine inutile. Aussi bien n'y devra-t-on visiter que quelques hôpitaux : *Roosevelt*, *Bellevue*, *Presbyterian*, *New-York*, *Mont-Sinaï*, *Saint-Vincent Hospital*, *Saint-Luke's*, *Woman's Hospital*, etc.

Et, après avoir vu *Roosevelt*, on pourrait sans crainte se déclarer satisfait. *Presbyterian* n'est en effet intéressant qu'à un point de vue particulier ; *Bellevue* est déjà bien antique, et les autres ne présentent rien de très extraordinaire.

Bellevue Hospital (*Fig.* 12) est une vieille construction, dont la fondation remonte à 1826, située au bord de l'eau, sur la rive new-yorkaise de l'East River, non loin de la Morgue et de l'école de médecine du même nom. Il renferme environ 800 lits et est très fréquenté par les étudiants. Il reçoit journellement un grand nombre de blessés ; on y fait beaucoup d'interventions importantes, et, comme dans la plupart des grands hôpitaux de New-York, on affiche sur un tableau spécial, dans le *hall* d'attente, la liste des opérations qui doivent être pratiquées dans la semaine ; et, quand un étranger désire y assister, on le prévient gracieusement à son domicile particulier : on ne saurait être ni plus pratique, ni plus aimable.

Les habitants de la ville et du centre de New-York seuls sont admis gratuitement ; les autres paient une redevance de 15 dollars par mois. Les visites des malades ont lieu tous les jours de 11 h. à 2 h. du soir.

Je n'insiste pas sur tout ce que j'y ai vu : l'école d'infirmières (Training school for nurses) (1) ; à la Morgue, qui n'est guère qu'une dépendance de l'hôpital, avec ses boites à cadavres disposées comme les casiers à lettres des grandes postes de Paris et de New-York et où les étudiants s'exercent à des exercices cadavériques ; les tentes blanches dressées dans la cour pour les malades atteints de typhus (il n'y en avait que quelques-uns); le vieux bateau de guerre amarré sur le quai, qui, malgré ses formes bizarres,

(1) C'est la plus importante des Etats-Unis. Les études y durent deux ans. Fondée en 1874, elle est « unsectarian ».

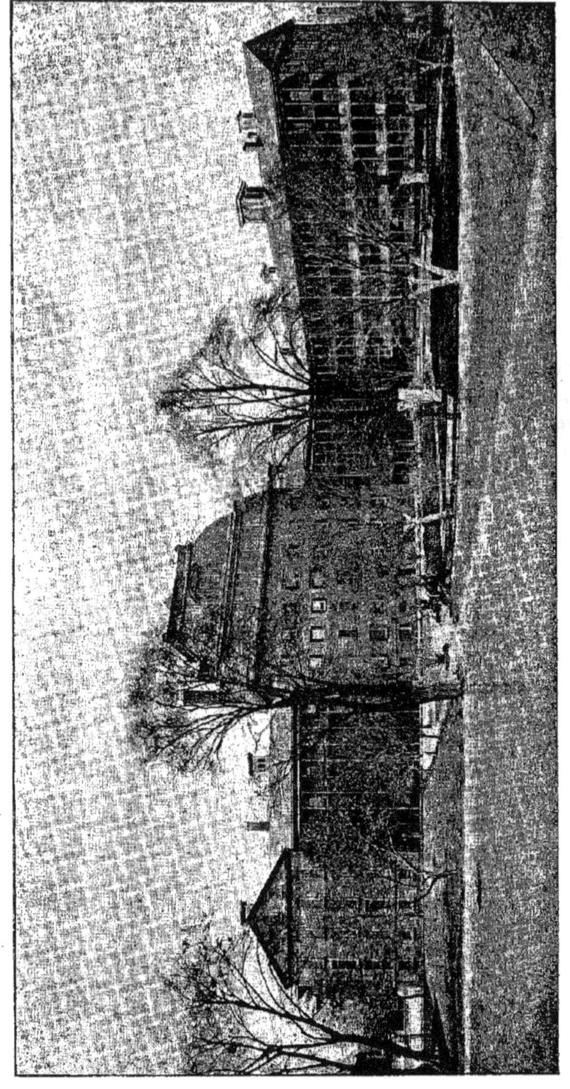

Fig. 12. — *Bellevue Hospital.* — Vue principale. (D'après une photographie).

doit servir encore de pavillon d'isolement pour les cholériques à venir. On ne reçoit pas en effet dans l'hôpital lui-même les affections contagieuses. Je mentionne enfin le système d'ambulances (bien connu, grâce à M. Nachtel), qui y est annexé, et qui possède une organisation indépendante. La voiture part à tout appel de la police.

Je préfère y signaler l'existence d'un vaste bâtiment spécialement réservé aux alcooliques, qui pullulent à New-York, et qui sont surtout d'origine irlandaise. La visite de ces chambres, où le *delirium tremens* et la pneumonie avec œdème pulmonaire sont choses trop fréquentes, est vraiment intéressante ; dans la salle des pas perdus et les couloirs où se promènent les malades qui peuvent se lever, j'ai remarqué le mode de chauffage, de nombreux crachoirs en papier mâché (ils étaient jadis en bois ; mais les agités se les jetaient à la tête et se blessaient : c'est pour cela qu'on les a changés). On sait d'ailleurs qu'en Amérique on met des crachoirs dans tous les lieux publics : gares de chemins de fer, wagons, salles d'hôpital, bateaux, restaurants, etc.

On ne retrouve pas à Bellevue la propreté exemplaire de *Johns Hopkins* ; mais les salles de malades n'en sont pas moins bien entretenues, ornées de fleurs, offertes par les dames de la ville, de bibliothèques bien fournies, voire même de cages aux oiseaux gazouilleurs.

Roosevelt Hospital (*Fig.* 13) est le *clou* d'une visite médicale à New-York et l'un des établissements qu'un médecin doit voir au cours d'un voyage en Amérique. On trouvera là un hôpital de 200 lits environ (250 à la rigueur, tout compris), assez bien aménagé, quoique sa construction, qui remonte à 1865, ne soit pas absolument conforme aux données modernes. Situé entre la 58e et la 59e rue, et la 9e et la 10e avenue (*Fig.* 14), il n'a été ouvert qu'en 1871 ; mais récemment il s'est accru d'une fondation spéciale très importante : *Syms Operating Building*, sorte d'institut chirurgical modèle (1).

Les figures ci-jointes donnent une bonne idée de l'installation d'une salle de médecine (*Fig.* 15), d'une salle de chirurgie (*Fig.* 16), et d'une salle d'opérations (*Fig.* 17).

Comme dans la plupart des hôpitaux de New-York, on

(1) Voir *Archives provinciales de Chirurgie*, juin 1894.

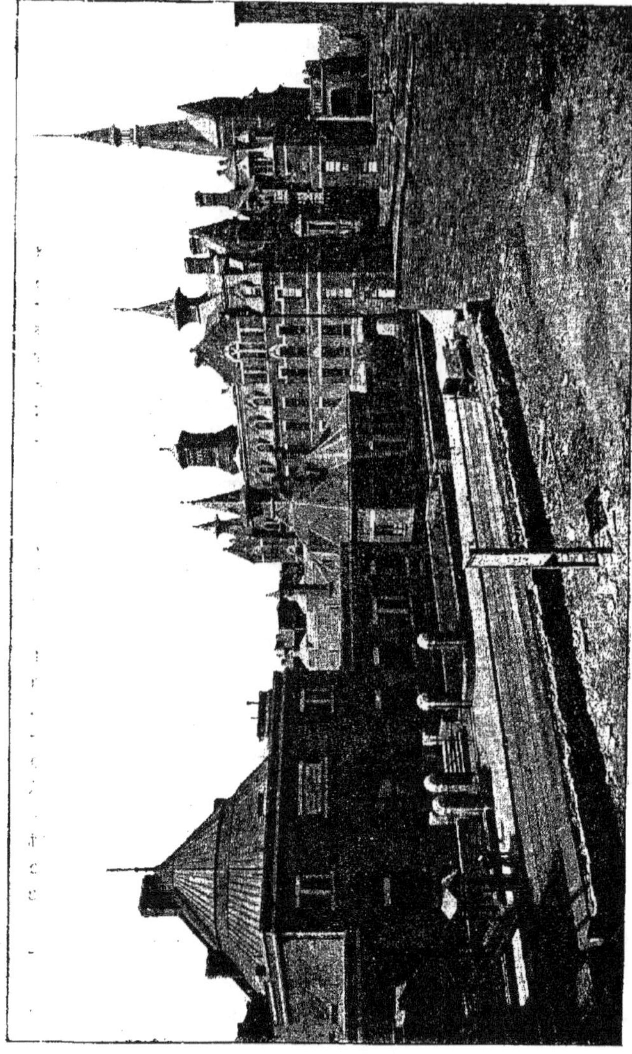

Fig. 13. — Vue de *Roosevelt Hospital* et de *Syms Operating Building* (à droite). (D'après une similigravure).

n'y reçoit ni les affections contagieuses, ni les maladies chroniques. On peut y visiter le Dispensaire (87.430 consultations en 1890) et surtout le service des ambulances (*Fig.* 18). En 1890, les voitures de cet hôpital ont été appelées 1.513 fois.

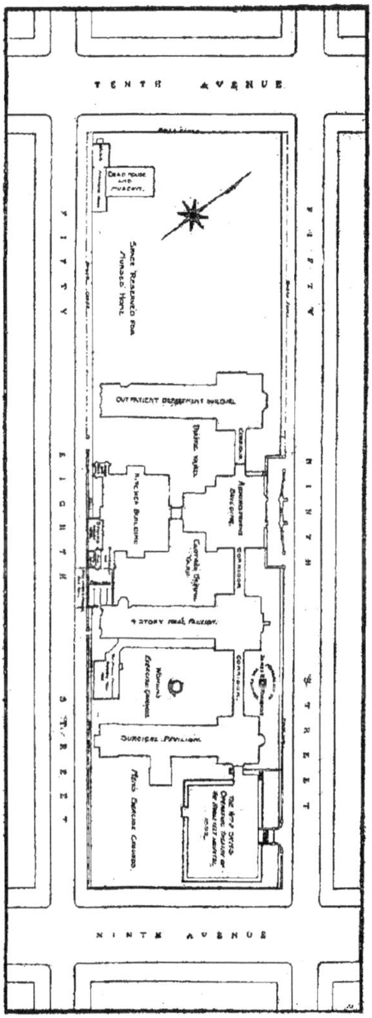

C'est aussi à Roosevelt qu'on pourra étudier tous les moyens utilisés en Amérique pour parer aux incendies (seaux pleins d'eau dans les couloirs; robinets et bouches d'eau partout, etc.) ; que j'ai vu utiliser, comme à *Johns Hopkins Hospital* de Baltimore, la température prise dans l'intérieur de la cavité buccale; des paravents spéciaux pour isoler les malades dans les salles ; qu'on trouvera de l'eau glacée et des roking-chairs dans tous les couloirs, etc. Comme à *Presbyterian*, le nom des donateurs de lits est inscrit sur une plaque aux pieds de chacun d'eux (*Fig.* 15 et 16). Je m'étonne seulement qu'on n'ait pas encore songé à indiquer le nombre de dollars donnés !

Fig. 14. — Plan d'ensemble de *Roosevelt Hospital*.

Mais la partie de beaucoup la plus curieuse de Roosevelt, celle qu'il faut absolument voir, est une an-

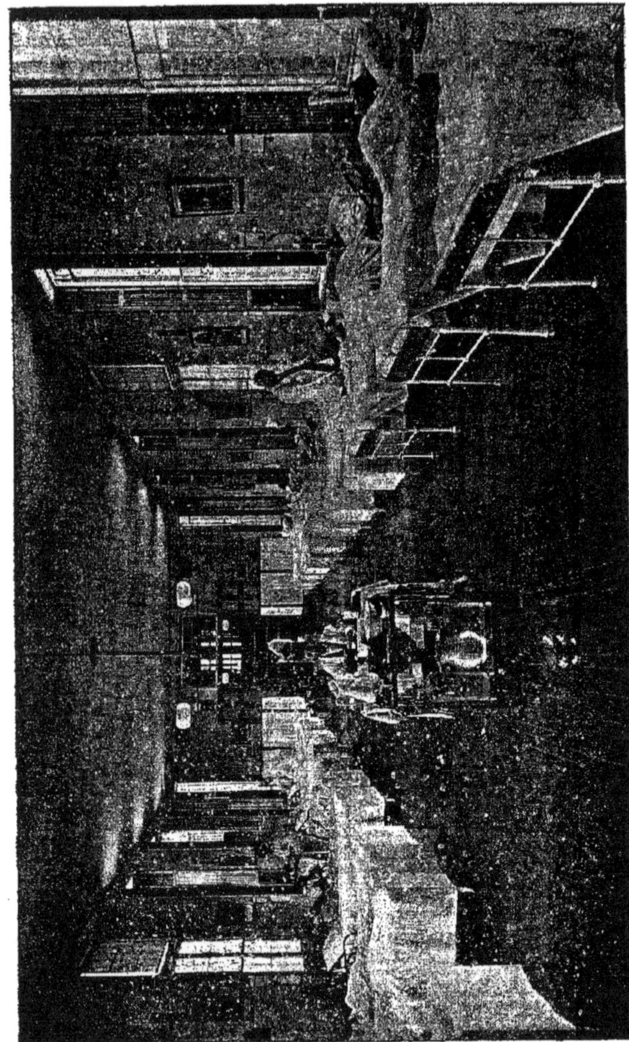

Fig. 15. — Une salle de médecine à *Roosevelt Hospital*.— Au premier plan, le *crachoir américain* ; à droite, lits qui portent les noms des donateurs. Pas de rideaux au lit, ni aux fenêtres. D'après une similigravure.

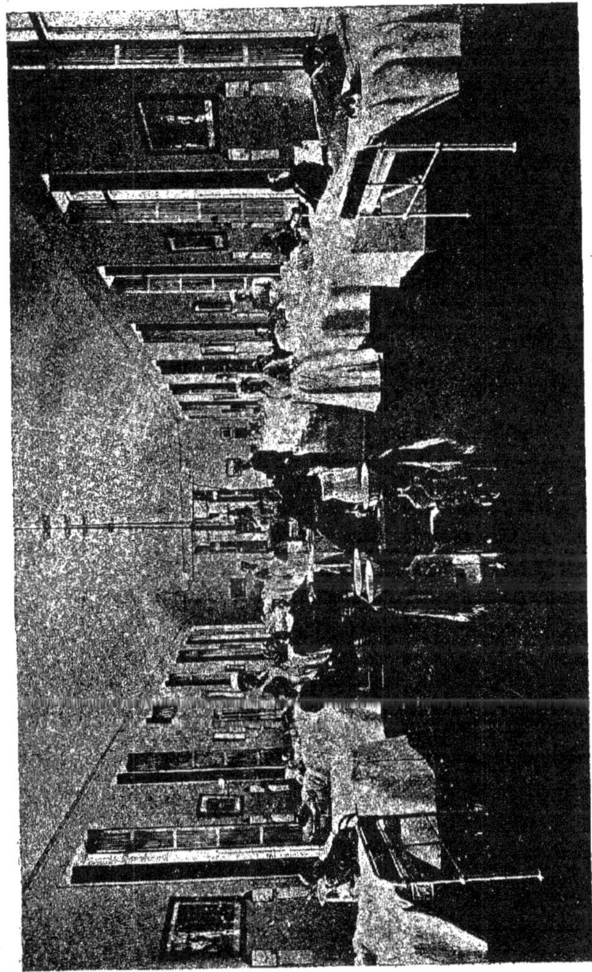

Fig.16. — Une salle de chirurgie à *Roosevelt Hospital*. — D'après une similigravure.

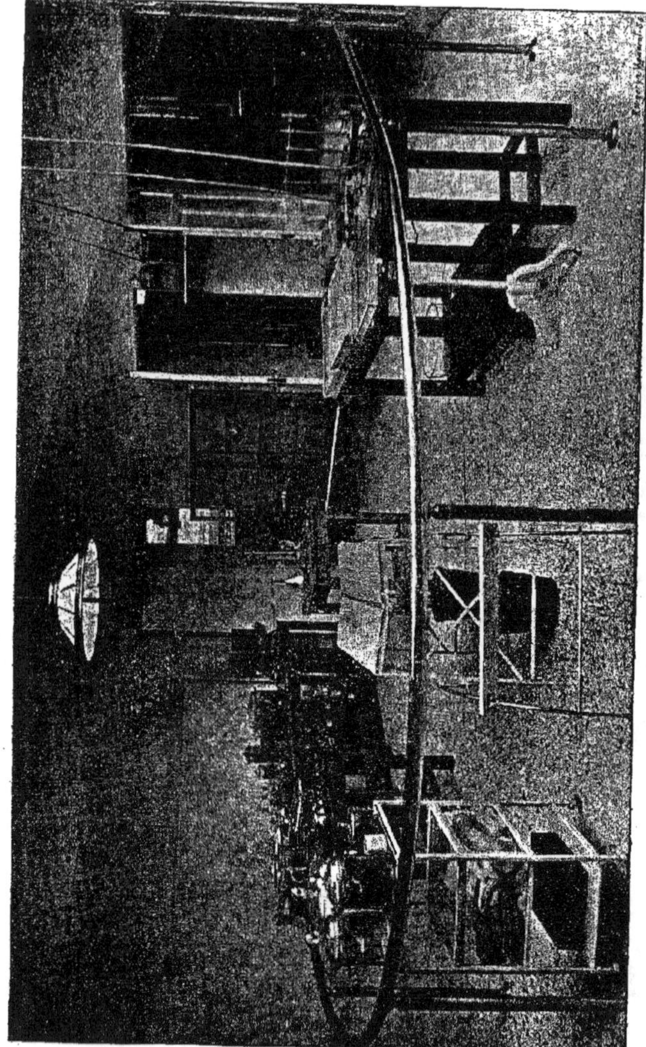

Fig. 17. — Une salle pour opérations gynécologiques à *Roosevelt Hospital* (Mac Lane Operating Rooms for the Gynecological service). — D'après une similigravure.

nexe, qui constitue certainement à l'heure actuelle « le plus beau local destiné aux opérations qui soit au monde » ! Je veux parler de la *Fondation Syms*, dont l'installation vient d'être terminée en 1892 et qui n'a pas encore été décrite en Europe.

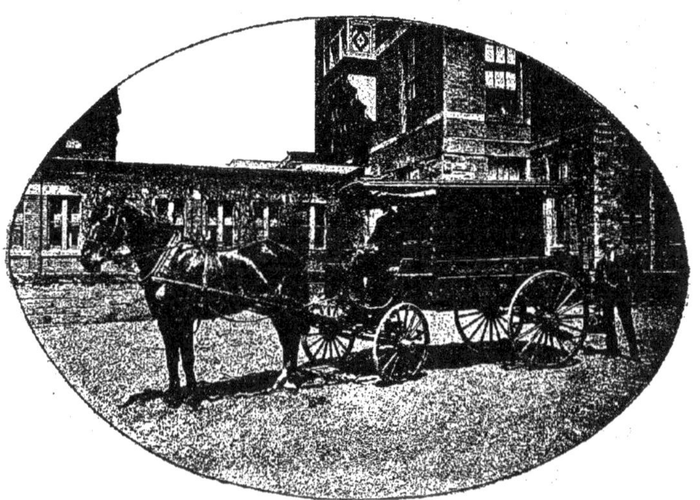

Fig. 18. — Une voiture d'ambulances de *Roosevelt Hospital*. — La voiture vient d'arriver à l'hôpital. (D'après une similigravure).

J'ai visité, en 1893, grâce au docteur de Mc Burney, le chef de service, ce fameux *Syms Operating Building*. C'est, à la vérité, un *palais de marbre*, érigé en l'honneur de l'*asepsie chirurgicale*. Les luxueuses salles d'opérations de M. Poncet, à Lyon, d'Urban Spital à Berlin, du professeur Kelly à *Johns Hopkins Hospital* de Baltimore, ne sont rien, à côté de ce véritable temple, tout de marbre, d'une blancheur étincelante. On a dépensé là près de 1,750,000 francs (350,000 dollars), somme qui avait été léguée par un généreux donateur, M. W. J. Syms, à la condition expresse qu'elle serait toute dépensée pour cette fondation spéciale, de façon à créer un établissement pour modèle. On a parfaitement réussi. Les plans sont dignes des plus grands éloges et l'exécution est à la hauteur de la majestueuse conception de l'architecte, M. W. Wheler Smith, et du chirurgien-conseil, M. Ch. Mc Burney.

Inauguré le 5 novembre 1892, le *Syms Operating Building*

(*Fig.* 13) a son entrée principale sur la 59ᵉ rue, en face le *College of Physicians and Surgeons* et communique à gauche, par un couloir spécial, avec *Roosevelt Hospital* (*Fig.* 14). Au centre se trouve un vaste amphithéâtre (*Fig.* 19 et 20), admirablement compris, à éclairage latéral, avec un parquet, des portes et des murs de marbre (1), muni du gaz et de la lumière électrique. Au pourtour, de petites salles, où l'on prépare tout ce qui est nécessaire à l'opération ; puis un large couloir circulaire (*Fig.* 19 et 21), sur lequel s'ouvrent

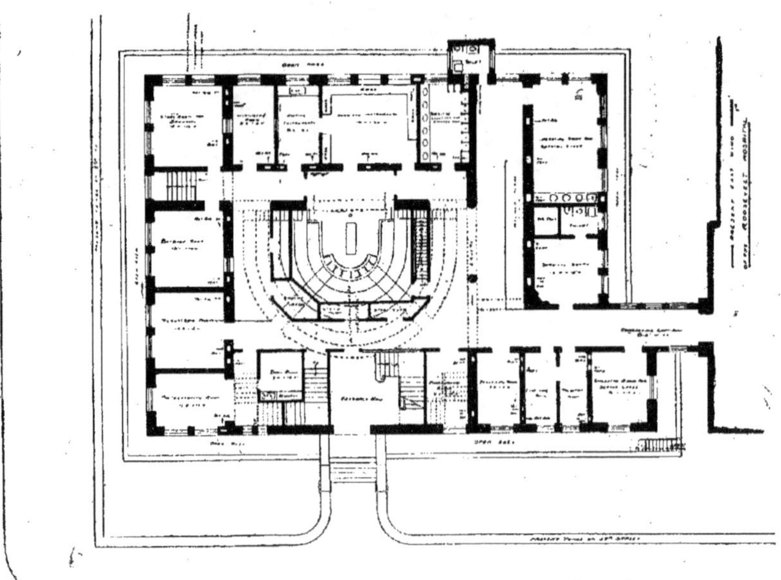

Fig. 19. — *Syms Operating Building à Roosevelt Hospital.* — Plan d'ensemble de l'Institut de Chirurgie.

une douzaine de chambres, dont la seule énumération indiquera suffisamment les usages.

Ce sont : une *salle d'attente* pour malades, à côté de la

(1) On a employé le marbre à dessein, car la propreté est beaucoup plus facile à entretenir dans ces conditions. Toute idée de luxe doit être écartée pour expliquer le choix de ce calcaire dans les constructions hospitalières.

salle d'opérations pour les malades septiques, située dans un coin, à l'entrée du côté de *Roosevelt Hospital* (*Fig.* 19); une *chambre pour l'examen* des malades ; deux *chambres à anesthésie*, c'est-à-dire à éthérisation ; un *cabinet de photographie*, avec cabinet noir ; un *laboratoire d'histologie* ; une *salle de bandages* ; une *salle pour objets de pansement* ; une chambre pour les *étuves à stériliser* (j'en ai compté six très bien installées) ; une salle pour le *nettoyage des instruments*,

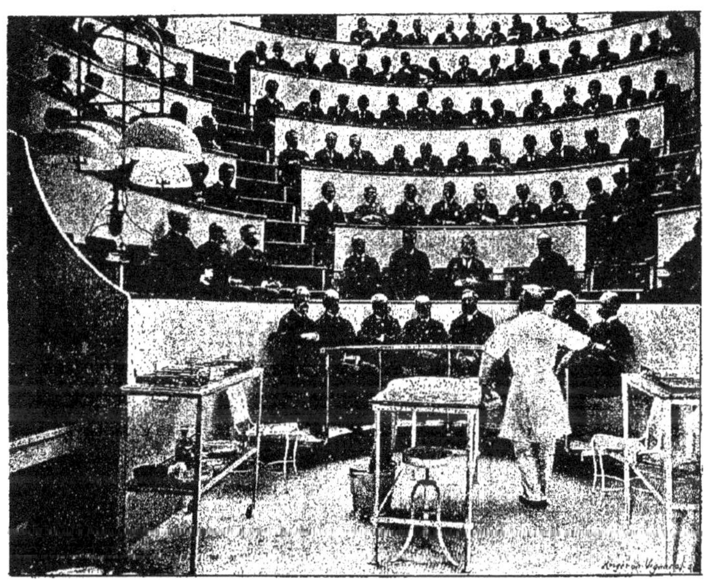

Fig. 20. — *Syms Operating Building.* — Grand amphithéâtre pour les opérations. — D'après une similigravure, exécutée à l'aide d'une photographie faite le jour même de l'inauguration (1re leçon clinique, le 5 novembre 1892).

avec deux réservoirs à eau stérilisée ; une autre pour les *instruments de chirurgie*, avec huit vitrines de verre ; enfin un grand *cabinet de toilette* pour les assistants. A côté, il y a encore une *salle d'opérations pour les laparotomies* et le *cabinet du chirurgien*.

Nous devons signaler tout particulièrement une disposition qui nous a beaucoup frappé et dont les avantages sautent aux yeux. Nous voulons parler d'un grand *plan incliné*, qui remplace ici l'escalier ou plutôt l'ascenseur (*Fig.* 21), et qui permet de monter sans secousses au premier étage les malades opérés dans le grand amphithéâtre. Sur le plancher de ce plan incliné, tout à fait comparable aux monte-bagages des transatlantiques, on a disposé des saillies qui rendent plus aisée et moins rapide la descente des brancards et des chariots sur lesquels sont couchés les malades.

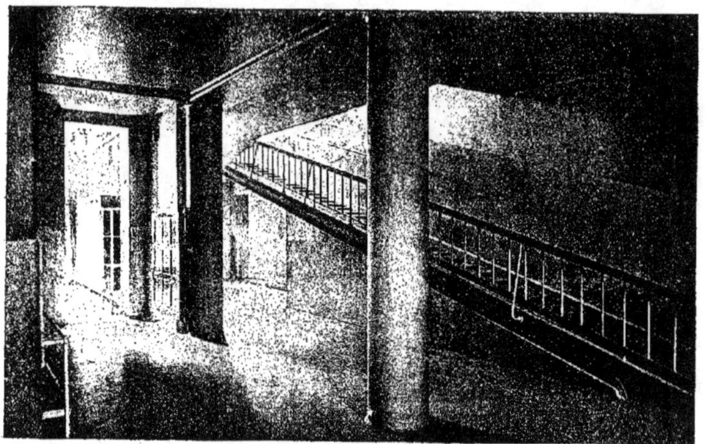

Fig. 21. — *Syms Operating Building.* — Les alentours du grand amphithéâtre. — Le plan incliné conduisant du rez-de-chaussée aux chambres des malades (*Recovery Rooms*). — D'après une similigravure.

Les chambres des opérés sont situées au-dessus des salles que j'ai citées tout à l'heure ; au troisième se trouvent les logements des infirmières, dont la tenue, au point de vue aseptique, est ici absolument irréprochable. Tout est chauffé à la vapeur ; la ventilation est disposée d'une façon remarquable, de sorte qu'on peut obtenir la température que l'on désire dans n'importe quelle salle.

J'ai grand plaisir à le répéter : j'ai été émerveillé, non seulement par ces luxueuses installations, mais surtout par la façon dont le service est fait dans ce magnifique Institut chirurgical. J'y suis resté plus de deux heures avant l'arrivée du docteur Mc Burney, que j'attendais ; j'ai assisté, incognito, aux préparatifs d'une opération, surveillé avec l'attention la plus soutenue les allées et venues, les manœuvres des infirmières et des assistants : je n'ai pas pu découvrir la moindre faute d'asepsie dans la préparation de la salle d'opération, des objets de pansements, des instruments, de tout le matériel opératoire. L'opérateur, les aides, les infirmières ont des vêtements spéciaux, de toile blanche. Les matériaux à sutures sont préparés avec soin ; tous les instruments sont stérilisés dans six belles étuves à désinfection (autoclaves), horizontales, de même que les objets de pansement. Le personnel est plus que suffisant. Pour manier les substances antiseptiques, l'infirmière de la salle d'opérations se sert de gants en caoutchouc. Tout cela se faisait, l'après-midi, comme c'est l'habitude dans la plupart des hôpitaux américains, dans le plus profond silence ; chacun était à sa besogne et ne songeait qu'à elle. On aurait dit que l'ombre du grand chef planait, invisible pour moi seul, au-dessus des gradins de l'amphithéâtre. Plus tard, j'ai assisté à tous les détails d'une opération, pourtant bien simple : il s'agissait de l'ablation d'un vulgaire épithélioma de la lèvre inférieure. Mais je n'ai pas eu besoin de voir une laparotomie pour me rendre compte qu'il n'y avait pas ici d'aseptique que l'établissement.

Tout le personnel, militairement mené, parfaitement stylé, a rempli les différents rôles qui lui étaient confiés avec une sûreté de main et un brio qu'on ne connaît pas chez nous. Je ne crains pas de répéter que pas une seule faute d'asepsie n'a été commise. Je ne décrirai pas les détails de l'opération banale exécutée devant moi : je ne veux point parler de la façon dont le chirurgien a disposé ses compresses pour limiter le champ opératoire, les précautions prises par l'anesthésiste (un spécialiste) pour ne pas infecter la plaie avec son appareil à éther, la minutie avec laquelle M. Mc Burney fit les sutures ; mais je ne puis pas ne pas citer comme modèle, à tous les points de vue, ce service véritablement princier.

Voilà ce que donne l'initiative privée, sans l'aide du concours sur épreuves, quand la direction d'un établissement de ce genre tombe en des mains compétentes et jeunes !

Presbyterian Hospital est, avec *Roosevelt*, un des plus intéressants hôpitaux de New-York. Situé entre Park et Madison Avenue d'une part et Seventy-first et Seventieth (70^e^

Street d'autre part, il comprend un bâtiment pour l'administration, une partie chirurgicale, une partie médicale (*medical Building*), un Dispensaire assez vaste, une chapelle, un pavillon d'isolement et un ***Laundry Building*** (Buanderie, etc.).

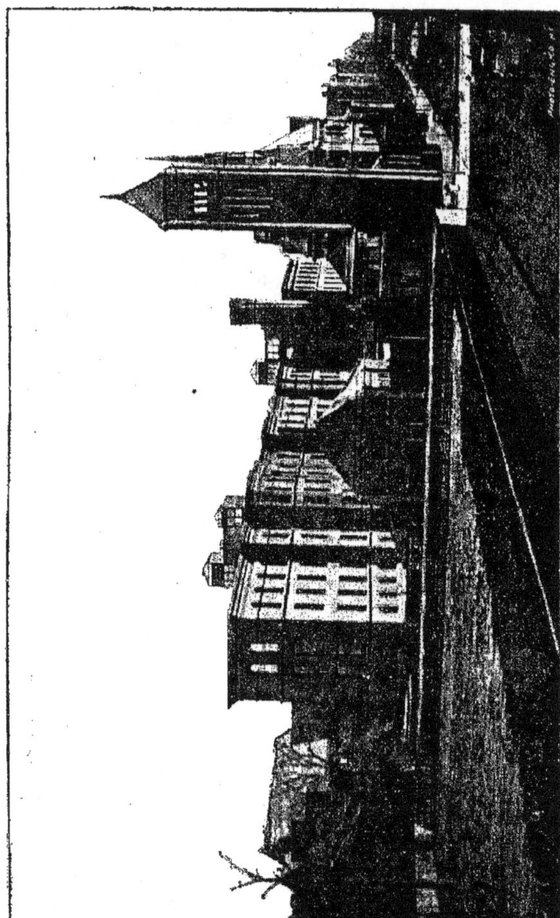

Fig. 22. — Vue d'ensemble de *Presbyterian Hospital à New-York*. (Vue du côté Ouest). — A gauche, le Pavillon de médecine. — Au centre, au premier plan, la Chapelle ; au fond, le pavillon de l'Administration. — A droite, le Dispensaire avec sa haute tour.

Nous ne pouvons pas décrire complètement cet établissement, qui a été fondé en 1868 et ne contient guère que 400 lits en temps ordinaire (450 en cas de besoin), dont beaucoup sont des fondations privées.

Nous nous bornons à faire remarquer que son installation est très complète, puisqu'il possède désormais un moyen d'isoler des contagieux, un service spécial d'ambulances qui lui appartient en propre, et une Ecole d'infirmières, qui a été ouverte le 1er mai 1892. Il est aussi très remarquable par sa construction (système spécial de ventilation) et sa bonne tenue.

La partie chirurgicale de *Presbyterian Hospital*, que nous voulons seulement étudier ici, est assez bien isolée du reste de l'établissement consacré aux services de médecine, quoique, à l'aide de deux corridors (*Fig.* 23), une des salles com-

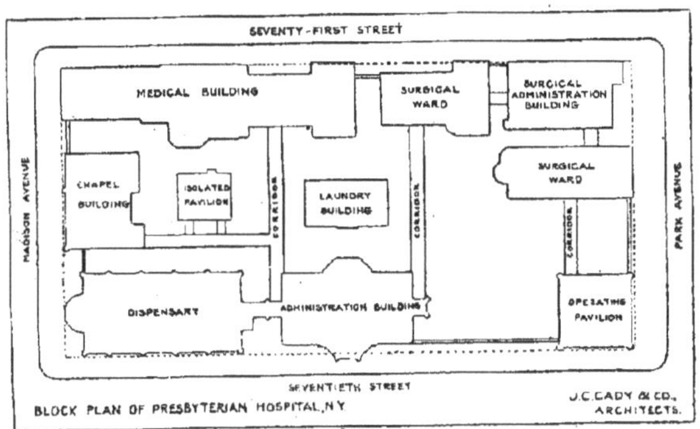

Fig. 23.—Plan d'ensemble de *Presbyterian Hospital* à New-York. — A gauche, les salles de médecine, le *pavillon d'isolement*, et le *Dispensaire*. — A droite, la partie réservée à la *chirurgie*, comprenant 2 sortes de salles de chirurgie, le *surgical administration building*, et le pavillon d'opérations.

munes de chirurgie communique largement avec une salle de médecine et le bâtiment de l'Administration centrale. C'est là une remarque sur laquelle j'attire l'attention d'une façon un peu spéciale, car, assez rarement dans les hôpitaux généraux, même peu anciens, la séparation des services est aussi bien tranchée.

On notera, en outre, qu'il existe deux corps de bâtiments pour les salles de chirurgie, réunies les unes aux autres par le *surgical administration building*, disposition qui nous a frappé : il n'est pas commun en effet de trouver une installation ainsi comprise et aussi rationnelle.

Enfin, le pavillon d'opérations est placé à une certaine distance des salles, avec lesquelles il est en relation grâce à un long couloir.

Le plus important des pavillons de chirurgie est situé seventy-first Street : il comprend un rez-de-chaussée très bas d'étage (basement), une sorte d'entre-sol, puis trois étages : ce qui fait cinq étages. Il est absolument semblable d'ailleurs au pavillon de médecine, à toiture plate (comme la plupart des buildings new-yorkais), qu'on voit sur la *Fig.* 22.

Chaque étage de ce pavillon comprend deux salles, dont les axes sont perpendiculaires (*Fig.* 23). Les salles, parallèles à seventy-first Street, renferment d'ordinaire quatorze lits ; les autres dix seulement : dans ces dernières, quatre lits sont disposés parallèlement au grand axe d'un côté ; les six autres lui étant perpendiculaires, comme d'habitude.

Le 2e pavillon ne comprend à chaque étage qu'une salle de dix-neuf lits (*Fig.* 24), avec deux chambres isolées ; il se trouve du côté de Park Avenue (*Fig.* 23).

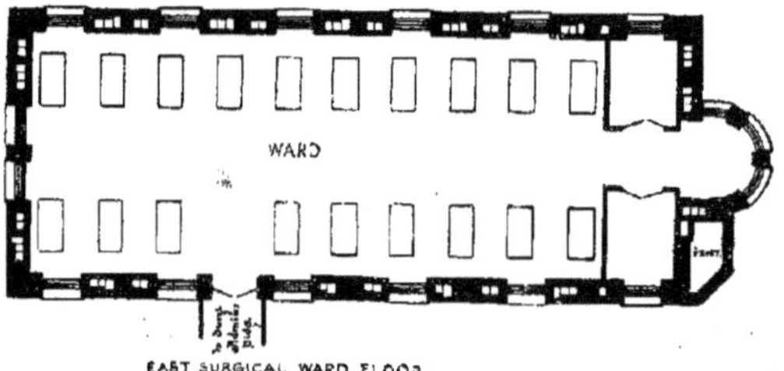

Fig. 24. — Plan d'une *Salle de chirurgie* à *Presbyterian Hospital*, à New-York.

Le *surgical administration building* renferme, pour chaque étage de salles des deux pavillons précédents, communiquant avec lui par des couloirs : d'abord l'escalier et l'ascenseur (elevator) ; puis cinq water-closets, deux vastes lavabos et chambres de bains (Toilett room) ; enfin quatre chambres de repos pour le personnel, un réfectoire pour les nurses, deux réfectoires pour les malades, et deux offices.

Le *pavillon d'opérations* ne présente pas, bien entendu, le luxe de *Syms operating Building* à *Roosevelt Hospital* ; il est en outre beaucoup moins vaste. On y note cependant (*Fig.* 25) tout ce qui est indispensable : 1° Une salle d'anesthésie ; 2° Une grande salle d'opérations ; 3° Une salle pour les instruments ; 4° Un petit laboratoire.

Le service chirurgical est assuré par un nombreux personnel, qui comprend deux chirurgiens consultants (*Consulting Surgeons*), MM. Chas. Mc Burney, le chef du service de *Syms Operating* à *Roosevelt*, et M. Frederick Lange. Les chirurgiens ordinaires (*Visiting Surgeons*), MM. Chas. K. Briddon et Andrew J. Mc Cosh (1); quatre docteurs chirurgiens résidents, dont un *House Surgeons* et trois assistants

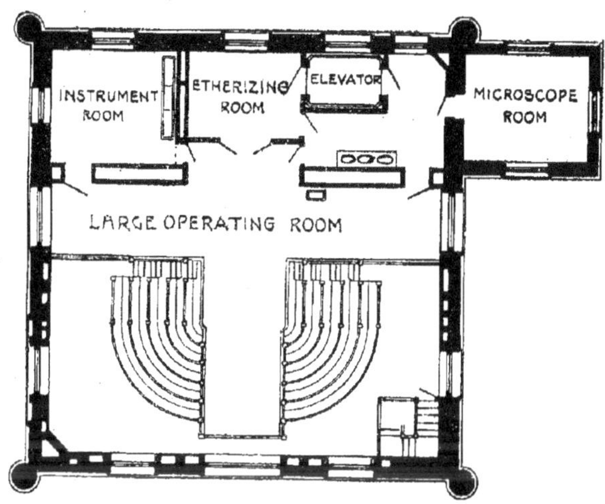

Fig. 25. — Plan du *Pavillon d'opérations* à *Presbyterian Hospital*, à New-York.

(*first* et *second senior*, et *junior assistants*), ces derniers changeant tous les six mois et remplissant en somme les fonctions d'internes docteurs.

Il est facile de se rendre compte de l'importance du service de chirurgie proprement dit en examinant les tableaux statistiques ci-dessous, qui comprennent la liste des opérations faites en 1892.

(1) L'hôpital possède, pour les autres services, un gynécologiste et un orthopédiste, sans compter le personnel purement médical. — Le personnel du Dispensaire n'a rien à voir avec celui de l'hôpital; il y a là deux chirurgiens et un assistant. — Comme on le voit, dans presque tous les hôpitaux américains, le personnel de la Consultation est tout à fait spécial. Quand aurons-nous, enfin, réalisé cette importante réforme à Paris ?

1° *Nombre d'opérations.*

Tête	10
Crâne	42 (1)
Yeux	10
Oreilles	4
Nez	2
Face	13
Mâchoires	16
Lèvres	3
Pharynx	9
Cou	27
Membre supérieur	170
Thorax	38
Abdomen	»
Colonne vertébrale et bassin	»
Organes génito-urinaires	»
Anus et rectum	»
Membre inférieur	»
Total	»

2° *Opérations et anesthésie.*

1° *Anesthésie :*		
a) générale	Ether	527
	Ether et chloroforme	6
	Chloroforme	24
b) locale :	Cocaïne	148
2° *Pas d'anesthésie*		122
	Total	827

On voit que dans ce service on n'emploie presque que de l'éther pour l'anesthésie générale. Il en est d'ailleurs ainsi dans la plupart des hôpitaux de New-York et des Etats-Unis.

Les *Ambulances du Presbyterian Hospital* ont été appelées 1.409 fois en 1891, 1.730 en 1892. La progression manifeste des appels est à noter. Elles ont pour domaine le quartier de New-York situé à l'est du Central Park, entre la 50e et la 110e rue.

En 1891, le chirurgien de l'ambulance a soigné, hors de l'hôpital, 595 blessés et 617 en 1892.

Dans la salle des accidents, on a reçu, en 1891, 1.154 ma-

(1) Dont 30 trépanations pour fracture du crâne; 5 pour coup de révolver, 1 pour méningite aiguë.

lades et 1.332 en 1892, dont 355 amenés par l'ambulance de l'hôpital, comme l'indique le tableau ci-dessous.

Service des ambulances de PRESBYTERIAN HOSPITAL *en 1892.*

FONCTIONNEMENT DE L'AMBULANCE MALADES VISITÉS PAR L'AMBULANCE.	HOMMES	FEMMES	TOTAUX
1° *Amenés à l'Hôpital :*			
Amenés à l'Hôpital et admis...........	511	246	757
Amenés à la *Salle des Accidents* et renvoyés chez eux......................	291	64	355
2° *Non amenés à Presbyt. Hôpital.*			
Soignés par le chirurgien de l'ambulance sur le lieu de l'accident et rentrés chez eux..................	276	110	386
Transportés directement dans un autre hôpital	126	105	231
3° *Morts.*			
Blessés trouvés morts à l'arrivée de l'ambulance : a) par accident............. 13 b) par suicide.............. 27 c) par cause inconnue...... 2	21	21	42
4° Trouvés trop malades pour être transportés................................	1	1	2
TOTAUX.........	1226	547	1773

A noter que l'ambulance n'a été appelée que 1.730 fois et qu'elle a fonctionné 1.773, c'est-à-dire 43 fois en plus des appels.

On a dépensé en 1892 pour ce service environ 2.000 dollars, c'est-à-dire 10.000 francs à peine. Ce sont peut-être, avec celles de Roosevelt, les ambulances les plus importantes de la ville de New-York.

Mont Sinaï Hospital, dont la création remonte à 1852, mais qui ne fonctionne guère que depuis 1867, est situé Lexington Avenue et 66ᵉ rue. C'est, comme les précédents, un hôpital général. Il renferme environ 200 lits et les blessés y sont admis gratuitement ; mais la plupart des autres malades paient 7 dollars par semaine. On y soigne environ 3.000 malades par an. Budget de 1891 : recettes : $ 143.916

dépenses : $ 100.000 environ. Un Dispensaire, c'est-à-dire un service de consultations externes, comme nous disons à Paris, est annexé à cet hôpital. Il y a des spécialistes pour les oreilles et les yeux, et pour le larynx. Mont-Sinaï est aussi célèbre par sa florissante Ecole d'infirmières, qu'on vient de réinstaller New-Dispensary Building, dans la 67e rue.

C'est en 1850 que fut reconnu *Saint Lücke's Hospital*, placé au coin de la 54e rue et de la 8e Avenue, dont l'Ecole d'infirmières est aussi très appréciée en Amérique (1). On y admet, sans faire de distinction, les diverses affections chroniques ; mais les malades de cette catégorie n'y peuvent rester qu'un certain temps : un pavillon spécial leur est réservé. On n'y voit pas, par contre, les contagieux, les épileptiques, les morphinomanes, les alcooliques, les vénériens et les cancéreux. On paie 7 dollars par semaine pour les adultes, 4 dollars pour les enfants âgés de 2 à 12 ans. Des salles spéciales existent dans l'établissement, mais alors on doit solder à l'avance 15 dollars par semaine ; quand on occupe un appartement privé, le prix est de 20 à 60 dollars par semaine. Comme on le voit, dans presque tous les hôpitaux new-yorkais, le quartier des payants est extrêmement important : ce qui se comprend, puisque tous sont des fondations privées. *Saint Lücke's Hospital* peut recevoir 220 patients au moins.

Saint-Vincent's Hospital (11e rue et 7e Avenue) peut utiliser près de 200 lits. Les contagieux ne peuvent y rentrer. Petit dispensaire. Ambulances très importantes ; en 1891, elles ont fonctionné 1966 fois.

German Hospital and Dispensary (4e Avenue, 77e rue), de 165 lits, possède aussi un dispensaire et des ambulances. Une Ecole d'infirmières est annexée à l'hôpital. Chambres particulières de 15 à 75 dollars par semaine.

C'est un très bel édifice que *New-York Hospital*, comprenant un corps principal de bâtiments avec plusieurs quartiers qui semblent à première vue des modèles du

(1) Quelques nurses sortant de cette Ecole ont fait le service à l'Hôpital de la *World's Fair* pendant l'Exposition de Chicago. Il y a une limite d'âge ; on ne peut y entrer que de 23 à 35 ans.

genre ; malheureusement la place fait défaut à New-York, comme dans toutes les grandes villes, et l'ensemble a l'air un peu mesquin, en tout cas trop tassé ; l'éclairage est défectueux par suite du trop grand rapprochement des ailes et l'aération des parties inférieures est notablement insuffisante. A signaler aussi le service des ambulances qui, en 1890, a été appelé à fonctionner 1372 fois. Le Dispensaire et l'Ecole d'infirmières (6, West, 16e rue) sont encore à citer (1).

Je cite à dessein, malgré leur importance moindre, quelques hôpitaux organisés plus spécialement au point de vue des secours publics et pourvus d'ambulances. Ce sont : *House of Relief of Society of N.-Y. Hospital* (1875), de 160 chambres, destiné exclusivement aux accidents et gratuit. Son service d'ambulance est extrêmement actif; il a répondu, en 1891, 2.678 fois aux appels de la police. — *Manhattan Dispensary and Hospital*, hôpital depuis 1884 seulement, comprenant une cinquantaine de lits. Ses ambulances desservent le quartier Ouest, de la 86e rue à Younkers et Williambridge, et de la 6e avenue à North River. — *Fordham Reception Hospital*, 2.456, Valentine Avenue, avec des ambulances moins importantes, de même que *Harlem Reception Hospital and Dispensary*, dépendance de *Bellevue Hospital*, etc., etc.

Je n'ai nommé jusqu'ici que des hôpitaux généraux. Il existe en outre à New-York une foule d'hôpitaux spéciaux pour les convalescents, les nerveux, les contagieux, les enfants, les femmes, etc., sans compter d'innombrables dispensaires. Je me bornerai à citer deux d'entre eux que j'ai visités, pour ne pas allonger outre mesure cette fastidieuse énumération.

Woman's Hospital, dont l'entrée principale est dans la 49e rue, entre la 4e Avenue et Lexington Avenue, est constitué par de vieux bâtiments qui ne valent certainement pas une aussi longue visite que celle que je leur ai faite, attiré par ce titre alléchant. Il y a bien, à côté des grosses constructions de briques, déjà anciennes, à quatre étages,

---

(1) C'est à dessein que ne parle pas ici des hôpitaux homéopathiques, éclectiques, etc. J'ai voulu me limiter aux institutions que fréquentent les médecins réguliers.

dans un terrain vague voisin, des baraquements en bois où sont installés des services divers, et que j'ai pu photographier (*Fig*. 26) ; mais tout cela n'est guère à la hauteur des exigences de l'hygiène moderne. J'y ai assisté à plusieurs opérations pratiquées par le docteur Cleveland, praticien fort habile, mais gynécologiste de la vieille école, quoique fort au courant des travaux récents.

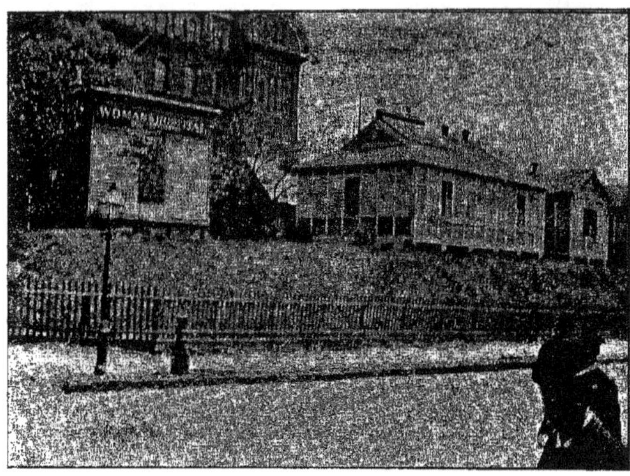

Fig. 26. — Baraquements et bâtiments de *Woman's Hospital*. (D'après une photographie instantanée de l'auteur, faite le 2 juin 1893.)

J'ai demandé pourquoi *Woman's Hospital* était resté si en retard et s'était laissé distancer par d'autres fondations hospitalières de New-York. Immédiatement on m'a appris qu'on venait de lui faire un don considérable et que dans quelques années s'élèveraient, à la place de ces baraques usées, des installations aussi riches que celles de Roosevelt !

New-York Eye and Ear Infirmary est le plus ancien et le plus important des dispensaires de ce genre dans la région. On remarquera, comme nous l'avons signalé bien des fois, que les maladies des oreilles y sont soignées concurremment aux affections oculaires. C'est presque une règle générale aux Etats-Unis : les ophtalmologistes sont en même temps auristes. Dans cet établissement, dont le service des consultations gratuites est assuré par une quarantaine de médecins, on a fait, en 1891, plus de 1.000 opérations et vu plus de 60.000 malades.

Ces quelques lignes montreront, je l'espère, que je n'exagère rien en prétendant que peu de traits saillants distinguent les hôpitaux généraux de New-York. S'ils brillent par leur nombre, par leur propreté, et par le luxe de leurs appareils à incendie, si quelques-uns ont un air moins vieillot que la plupart des autres, il n'y a guère que la visite de *Syms Operating Theatre* qui réellement puisse contre-balancer les fatigues d'une traversée transatlantique. Je m'étonne seulement qu'il ne se soit pas encore trouvé, dans la métropole de l'Amérique du Nord, un philanthrope millionnaire qui ait songé à éclipser la gloire du marchand de Baltimore, le célèbre *Johns Hopkins Hospital*, dont la visite vaut à elle seule l'excursion d'outre-mer.

6° New-Haven.

Un mot sur l'*Hôpital de New-Haven* et le *Dispensaire* annexé à l'Université d'Yale, si connue aux États-Unis, où les élèves suivent les cours de clinique.

Le *Dispensaire* occupe un des bâtiments qui font partie de l'Ecole de médecine de Yale University. Il a été récemment agrandi et les vieilles constructions ont été restaurées ; malgré cela, il n'est pas très important et ne peut fournir aux étudiants que des moyens d'études assez restreints.

New Haven Hospital est plus digne d'intérêt, en raison des nombreux accidents qui surviennent forcément dans une ville industrielle de cette sorte et d'une population de près de 100,000 âmes. Il s'y fait fréquemment des opérations et le nouvel amphithéâtre, qui a été annexé au service chirurgical, est installé suivant toutes les règles de l'art. Trois médecins résidents assurent le service.

7° Détroit.

A Détroit, il y a de nombreux hôpitaux.

Nous donnons seulement ici trois photographies représentant les principaux d'entr'eux (*Fig.* 27, 28 et 29), qui n'ont rien de particulier à signaler.

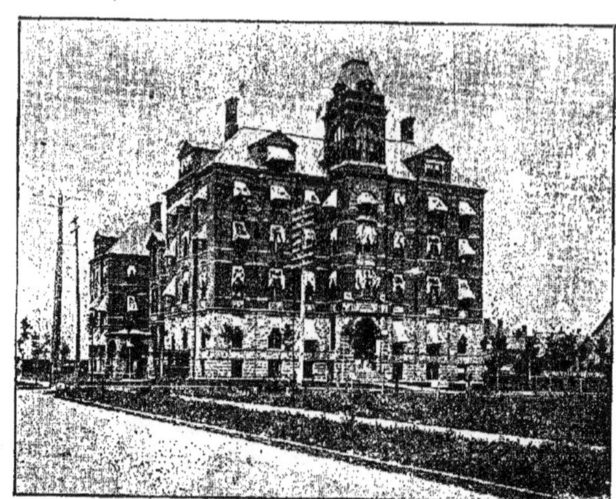

Fig. 27. — *Grâce Hospital*, à Détroit. (D'après une simili-gravure.)

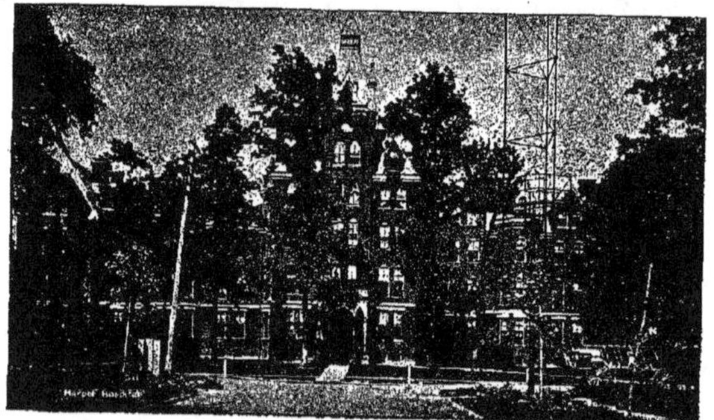

Fig. 28. — *Harper Hospital*, à Détroit. (D'après une simili-gravure.)

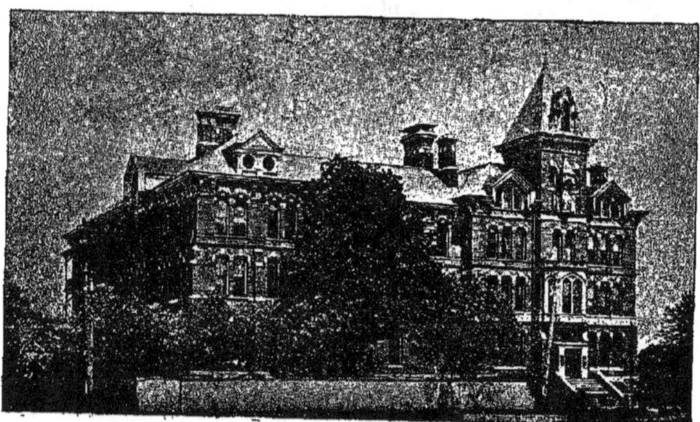

Fig. 29. — *Saint-Mary's Hospital*, à Détroit. (D'après une simili-gravure.)

8° Ann Arbor.

Aux deux écoles d'Ann Arbor, allopathique et homéopathique (Voir *Sem. méd.*, loc. cit.), il fallait deux hôpitaux : on n'y a pas manqué. Ils sont, d'ailleurs, tous les deux de construction récente, et ont été élevés sur la même colline, en même temps, dans les mêmes conditions. Il ne fallait pas faire de jaloux..... Rien n'est plus suggestif et pourtant rien n'est plus humain ; mais rien n'est encore moins rationnel. Les frais ont été doublés inutilement. Si l'on voulait, à tout prix, contenter tout le monde, on n'avait qu'à séparer en deux parties les services médicaux. Rien n'était plus simple. Décidément, les Américains eux-mêmes ne sont pas toujours aussi pratiques qu'ils se plaisent à le dire !

J'ai visité, sous la conduite du docteur Charles-B. Nancrède, descendant d'une famille française et professeur de clinique chirurgicale à la *Regular School*, l'hôpital allopathique (*University Hospital*). Inauguré depuis trois ans (1), il n'est construit qu'en partie ; une aile seule est terminée et il reste à édifier le centre et une seconde aile. La construction actuelle est faite de briques rouges et de sapin, et ne renferme guère que 80 lits. Je n'y ai trouvé qu'un petit laboratoire, d'une simplicité par trop remarquable, et deux salles de malades seulement, où les cas médicaux et chirurgicaux sont mélangés ; ce qui est presque incompréhensible pour un centre médical de cette importance ! Je signale, en passant, l'école de *Nurses* et la bonne tenue de ses infirmières, au nombre de 13. Le système de ventilation utilisé est le même que celui de *Johns Hopkins Hospital*. Le grand amphithéâtre des cliniques est vaste, aéré, bien éclairé à la lumière électrique et peut recevoir plus de 300 élèves ; mais on a le tort de tout y faire : le cours de clinique médicale et les opérations ! A noter, une étuve à stérilisation à air sec, pouvant atteindre assez rapidement une haute température (système J. Briggs). L'anesthésique employé est toujours de l'éther. J'ai vu deux hystérectomisées et un malade opéré d'appendicite à *University Hospital*, qui possède encore des chambres pour les femmes enceintes, mais *où les maladies contagieuses ne sont pas admises*.

L'*Homeopathic Hospital* est moins important encore ; il est dirigé par un médecin résident et une surveillante expé-

(1) Les bâtiments du vieil hôpital ont été affectés à d'autres usages.

rimentée. On y fait aussi, comme chez le voisin, de la chirurgie (car il y a une chaire de clinique chirurgicale homéopathique à l'*Homeopathic Medical College* de l'Université de Michigan !) et des accouchements. J'ai cherché à savoir la différence qu'il y avait entre une version allopathique et une version homéopathique, entre une amputation faite suivant l'un ou l'autre rite ; mais on n'a pu ou voulu me fournir aucune donnée à ce sujet.... Craignant d'être indiscret, je n'ai pas insisté. Je tiens à dire aussi qu'il y a une chaire de clinique ophtalmologique homéopathique, et un professeur de laryngologie et d'otologie homéopathiques. En pareille matière, on ne saurait être trop complet....

Les maladies contagieuses ne sont pas non plus admises dans cet hôpital; et, en somme, je ne vois pas trop ce qu'on en fait dans la ville, où les maisons hospitalières n'abondent pas encore.

9° Chicago.

J'ai décrit ailleurs (1) l'*Hôpital de Prompts Secours* (*Columbian Emergency Hospital*), que les Américains avaient organisé en quelques mois pour la *World's Fair*, qui a fonctionné deux ans et demi, de 1891 à 1894, et qui a disparu, fin 1893, avec cette grande manifestation de l'industrie transatlantique. Les événements politiques ayant ramené ces temps derniers l'attention sur la ville de Chicago, il semble presqu'encore d'actualité de faire brièvement connaître les ressources hospitalières de la métropole de l'Illinois (2), où il y a quelques mois les rues ont été jonchées de cadavres.

Il y a, à Chicago, à l'heure présente, une cinquantaine d'établissements hospitaliers : hôpitaux généraux, dispensaires, maisons de santé privées, hôpitaux spéciaux, etc., comme le montrent les tableaux ci-joints. Mais on comprend que nous ne puissions parler ici que des principaux d'entre eux. Encore nous limiterons-nous aux suivants :

1° *Cook County Hospital* ; 2° *Presbyterian Hospital* ; 3° *St-Luke's Hospital* ; 4° *Chicago Hospital for Women and Children*, que nous avons plus spécialement étudiés, lors de notre séjour aux États-Unis.

---

(1) *Semaine médicale*, 1893 ; *Progrès médical*, 1894.

(2) La capitale administrative de l'Illinois est Springfield, cité industrielle assez considérable, où se trouve un hôpital important, *St-John's Hospital*, pourvu d'un système d'ambulances rapides.

Hôpitaux, Hospices et Dispensaires de Chicago.

I. — Hôpitaux généraux en 1892.

Nos d'ordre.	DÉNOMINATIONS	DATE de la fondation.	Nombre de lits.	REMARQUES
1	*Mercy Hospital.*	1850 (1)	300	Sœurs de la Miséric. A voir : type ancien.
2	*St. Luke's Free Hospital.*	1864 (17 fév).	80	Hop. connu. *Ecole d'infirmières* (1885). (Plus de 100.000 h.).
3	*Alexian Brothers Hospital.*	1866	185	—
4	*Central Hom. Free Hosp. et Disp.*	1867	25	Homéopathique.
5	*Hahnemann Hospital.*	1870	40	Homéopathique.
6	*St. Joseph Hospital.*	1871-1890	25	Réorganisat. comp. en 1890-1891.
7	*Bennett Hospital.*	1877 (2)	120	Eclectique.
8	*Michael Reese Hospital.*	1880	200	Hôp. import. pr la colonie juive. *Ecoles d'infirmières* (1890).
9	*Cook County Hosp.*	1882	550	Le plus célèbre. *Ambul. Ecoles d'infirmières* (3).
10	*Maurice Porte Memorial Hosp.*	1882	50	(Plus de 500.000 h.).
11	*U. S. Marine Hosp.*	1883	50	*Ambulances.* A voir belle instal. Constr. en pierre Joliet.
12	*Presbyterian Hospital.*	1884	250	Important. *Ecole d'infirmières* (3).
13	*Augustana Hosp.*	1884	20	—
14	*German Hospital.*	1884	90	*Hôpital allemand.*
15	*Emergency Hosp.*	1885	50	*H. de prompts secours.*
16	*St. Elisabeth's Hospital.*	1886	250	*Ambulances.* Important.
17	*National Temperance Hosp.*	1886	100	—
18	*Wesley Hospital.*	1888	35	—
19	*Lincoln Park Sanitarium.*	1890	200	*Ecole d'infirmières.* (Plus d'un million h.)
20	*Chicago Sanitarium Instit.*	1891	30	—
21	*Provident Hosp.*	1891	25	*Ecole d'infirmières.*
22	*National Bichloride of Gold Institute.*	1892	100	Thérapeutique spéciale (??) (1.500.000 h.).
	Nombre total de lits......		2775	

(1) La fondation de Chicago ne remonte qu'à 1831. En 1850, il y avait 30.000 habitants.

(2) On sait qu'en 1871 un formidable incendie détruisit presque toute la ville. Ce qui explique cet intervalle de 5 ans et cet arrêt dans les créations hospitalières.

(3) *Illinois Training school for Nurses* (1880).

II. — Dispensaires généraux.

Nos d'ordre	DÉNOMINATIONS	Date de la fondation.	REMARQUES
1	*Central Free D. of West Chicago.*	1867	—
2	*Bennett Free Disp.*	1867	*Eclectique.*
3	*Young Women's Christian Association D.*	1876	—
4	*West Side Free D.*	1882	—
5	*Armour Mission D.*	1884	—
6	*Lincoln Street D.*	1885	—
7	*Chicago Spectacle Clinic.*	1888	—
8	*A. T. et S. Fe D.*	(?)	—
9	*Chicago Policlinic D.*	(?)	—
10	*Hahnemann college D.*	(?)	*Homéopathique.*
11	*Cooperative medical et Surgical Service*	(?)	—
12	*North Star D.*	(?)	—
13	*South Side Free D.*	(?)	Dépendance de *Chicago medical College.*

III. — Hôpitaux et Dispensaires spéciaux en 1892.

Nos d'ordre	DÉNOMINATIONS	Date de Fondation	Nombre de Lits	REMARQUES
	I. — *Chirurgie et Gynécologie.*			
1	*Woman's Hospital et Disp.*	1879	50	Dispensaires et hôpital. (*Ecoles d'infirmières* 1885).
2	*Chicago surgic. Instit.*	1880	48	—
3	*Lakeside Hospital.*	1884	40	Chirurgie abdominale, pelvienne et *rectale.*
4	*J.-W. Streeter's Hospital.*	1888	30	Homéopathique. Belle installation. (Maison de santé privée : Gynécologie.) Ecole d'infirmières.
	Total.............		168	
	II. — *Accouchements.*			
1	*Chicago Hosp. for Women et Children.*	1865 5 fé.	80	*Ecole d'infirmières* (1885).
2	*Colwell's Lying-in Institute.*	1877	43	*Service d'ambulances.* (A noter).
3	*Nathan's Lying-in Hospital.*	1884	20	—
4	*Linnœan Hospital.*	1889	18	Autrefois, c'était *Chicago Maternity home* (1).
	Total.............		161	

(1) Il serait parfaitement possible qu'on n'y reçoive pas désormais seulement des femmes enceintes.

III. — Hôpitaux et Dispensaires spéciaux en 1892 *(Suite)*.

Nos d'ordre	DÉNOMINATIONS.	Date de Fondation	Nombre de Lits.	REMARQUES.
	III. — *Yeux et oreilles* (1).			
1	*Illinois Charity Eye and Ear Dispens.*	1858	170	Disp. et Hôp. important.
2	*Chicago Eye and Ear Infirmary.*	1870	10	—
3	*Chicago Opthalm. Coll.*	(?)	»	Dispensaire seulement.
	Total		180	
	IV. — *Cancer.*			
1	*Mc Michael Sanit. for C.*	1890	50	Hôp. spéc. pr *cancéreux*.
	V. — *Peau* (Maladies de la).			
1	*Chicago Dermal Instit.*	1881	»	Dispensaire seulement.
	VI. — *Affections contagieuses.*			
1	*City Small pox Hosp.*	(?)	(?)	Hôpital pour *varioleux*.
	VII. — *Maladies nerveuses* (2).			
1	*Washingtonian Home.*	1863	125	*Alcooliques.*
2	*Chicago Home for Incurables.*	1890	120	Incurables.
3	*Sanitarium for nervous Diseases.*	1891	10	Affections nerveuses (3).
	Total		255	

(1) On sait que les ophtalmologistes sont en même temps auristes dans l'Amérique du Nord.

(2) Beaucoup d'hospices spéciaux de l'Etat d'Illinois (asiles d'*aliénés*, d'*alcooliques*, d'*enfants arriérés*) se trouvent non pas à Chicago, mais aux environs ; c'est pour cela que nous n'avons pas à en parler ici.

(3) Ces tableaux ne renferment pas l'indication de plusieurs asiles privés peu importants : *Home for the Friendless ; Protestant orphan Asylum* ; *Saint-Joseph* (hommes), *Saint-Mary* (femmes) (Sœurs de la Miséricorde) ; *Old Peoples Home ; Foundlings' Home, Newboys Home*, etc., etc.

Cook County Hospital, dont l'origine est ancienne, mais dont les nouveaux bâtiments datent de 1882, s'élève aujourd'hui entre West Harrison et W. Polk street et Lincoln et Wood street. C'est un des plus grands hôpitaux de l'Amérique du Nord, sa superficie totale dépassant 12 acres (480 ares) et sa capacité atteignant 550 lits. Il est situé tout près de Vernon Park, loin du centre des affaires, vers l'ouest.

Quand on examine de W. Harrison street, où l'on voit, près de l'entrée, un bec de gaz portant une boîte d'avertissement pour accidents, cette énorme construction en briques pressées, garnies de pierre, on est frappé de son aspect bizarre et de sa disposition spéciale.

Il y a au centre un pavillon, appelé *Administration Building*, à cinq étages ; puis, derrière celui-ci, toujours perpendiculaires à la rue, deux autres bâtiments, le premier à deux étages, le second à trois. De chaque côté se trouvent deux ailes importantes. L'Administration Building renferme, au rez-de-chaussée, les bureaux, la conciergerie, deux salles d'examen des malades, le cabinet du coroner, la salle à manger des médecins internes et leur cuisine, la pharmacie ; au deuxième étage (on sait qu'en Amérique le rez-de-chaussée s'appelle toujours le premier), il y a les cabinets des surveillants et des employés, la salle du Conseil d'administration et du Conseil médical, le réfectoire des employés ; le troisième est réservé aux appartements privés des employés, des pharmaciens, etc.

Le deuxième bâtiment central à deux étages renferme, au premier, les salles de bains pour hommes et pour femmes, le vestiaire et une *salle d'isolement pour les femmes atteintes d'érysipèle* (détail curieux à noter d'une façon spéciale) ; au deuxième, il y a la chambre des instruments, l'amphithéâtre, le bureau de l'Ecole des infirmières et le laboratoire d'histologie. L'organisation de la salle des instruments est tout à fait remarquable ; l'amphithéâtre peut contenir plus de six cents personnes ; on y donne les cliniques médicales et chirurgicales, car les étudiants ordinaires n'ont pas le droit de séjourner dans les salles.

Comme il y a dans l'hôpital des services de médecins allopathes et homéopathes, chacun d'eux ont leurs jours pour y faire leurs leçons ; il y a deux leçons par semaine par les chefs de service dits réguliers, une par les médecins de « rite » homéopathique. Organisation singulière, qui est incompréhensible pour tout Européen, mais qui s'explique bien quand on est au courant des dessous de la politique et des mœurs de la grande cité de l'Ouest!

Le troisième pavillon contient au premier le réfectoire des serviteurs, la tapisserie, la cuisine principale avec une grande glacière, des magasins, la blanchisserie, la boulangerie, la salle des dynamos et de chauffage, enfin une *salle d'isolement pour les hommes atteints d'érysipèle* ; au deuxième et au troisième étage, les dortoirs du personnel.

Les bâtiments des ailes comprennent en avant le pavillon des enfants et celui des accidents ; en arrière les salles de médecine et de chirurgie, ces dernières se trouvant au rez-de-chaussée. On remarquera avec soin l'existence de *salles spéciales pour les accidents*, dépendance du grand établissement et constituant une sorte de petit hôpital de prompts secours. Il y a, en effet, un beau service d'*ambulances rapides* annexé à ce pavillon.

Chacune des salles est désinfectée une fois l'an ; les salles d'accidents et d'accouchements le sont beaucoup plus fréquemment. On repeint tout l'hôpital chaque année ; chauffage à la vapeur d'eau, bien entendu, et éclairage électrique (1,350 lampes en 1890) ; mais il y a aussi une distribution de gaz.

Dans les pavillons des ailes, il y a trois salles de médecine pour hommes, une salle de médecine de femmes, cinq salles de chirurgie pour hommes, deux salles de chirurgie pour femmes, une salle de chirurgie abdominale, une salle d'accouchements et une d'enfants. A ajouter une *salle d'isolement pour les enragés.*

A noter tout particulièrement ici, comme dans la plupart des hôpitaux américains, la *prédominance des salles de chirurgie.* Ce qui s'explique par le fait qu'on opère beaucoup et qu'on ne voit dans les hôpitaux généraux ni les chroniques, ni les contagieux, ni les aliénés, ni les alcooliques. Je n'insiste pas sur la disposition de chacune de ces salles, qui sont assez grandes (42 lits) et munies de petites chambres séparées. Chacune d'elles est en outre pourvue d'une cuisine, d'un réfectoire et d'une salle de bains. Chaque entrant prend un bain et reçoit des vêtements spéciaux, après examen approfondi par le médecin de garde.

Le Dispensaire qui, dépend de cet hôpital, est situé dans le « centre médical » de Chicago. A l'hôpital, on ne reçoit, autant que possible, que les cas aigus, les chroniques étant envoyés à *County Infirmary*, située à une dizaine de milles.

Le service médico-chirurgical est très important et médecins et chirurgiens sont généralement changés à chaque élection des « County Commissionners » ; mais ceux qui jouissent d'une certaine influence politique gardent souvent leurs places. Il y a 10 chirurgiens, parmi lesquels des opérateurs célèbres même en Europe, tels que J.-B. Murphy, bien connu, C. Fenger, C.-F. Perkins, etc. ; 8 médecins ; 7 gynécologistes, dont E.-A. Boas et W.-H. Ballard ; 2 neurologistes ; 2 oculistes ; 2 dermatologistes, dont M.-J. Zeisler, allemand d'origine, dont j'avais fait, dès 1890, la connaissance, au Congrès de Berlin ; 1 laryngologiste ; 1 pathologiste (chargé des autopsies). Tous ceux-là forment le *regular medical board*. Mais, à côté d'eux, il y a d'abord le clan *homéopathique* (*Homeopathic medical board*), comprenant 3 chirurgiens, dont E.-H. Pratt, 3 médecins, 2 gynécologistes, dont J.-W. Streeter, opérateur apprécié, qui vient quelquefois à Paris ; puis le clan *éclectique* (*Eclectic medical board*), avec 2 chirurgiens, 2 médecins et 1 gynécologiste.

On voit qu'il y en a pour tous les goûts. A Chicago, toutes les médecines, comme tous les cultes, sont admises ; et, à *Cook County hospital* en particulier, elles jouissent d'une considération parfaitement égale. C'est évidemment là une des principales curiosités médicales de la métropole des Grands Lacs !

Le *House Staff*, c'est-à-dire le personnel hospitalier résident, se compose d'internes ne faisant que 18 mois de service (fait à retenir). Ces internes sont tous docteurs, autrement dit gradués et *Medicinæ Doctor* (M. D.). Les 6 premiers mois, ce sont des *juniors* ; les 6 autres, des *middlemen* (receiving room doctor) ; les 6 derniers des *seniors* (House surgeons and physicians). Pour les médecins *réguliers*, il y a un interne en chef, 3 seniors, 4 middlemen, et 4 juniors ; pour les *homéopathes*, il y a 4 internes (2 en médecine, 2 en chirurgie) ; de même pour les *éclectiques*. Au total, 20 internes. On voit que, pour un hôpital de 500 à 600 lits, on possède un personnel technique beaucoup plus nombreux, toutes proportions gardées, que dans un hôpital français. Il est vrai qu'à *Cook County Hospital* on travaille autrement qu'à Paris. En 1891, on y a soigné 3.823 personnes.

Je ne citerai que *Presbyterian Hospital*, créé en 1894, splendide construction de six étages sur la façade, située Congress Street Hermitage Avenue, et Wood Street, et d'une contenance de 250 lits, pour insister plus longuement sur la magnifique École d'infirmières qui dépend de cet hôpital et de *Cook County Hospital* (1). Disons toutefois que c'est là qu'opère M. le Pr Senn, un des plus célèbres cliniciens et chirurgiens américains (2).

L'Ecole d'Infirmières (*Illinois training school for Nurses*), réclamée depuis 1873 comme une nécessité absolue, ne fut fondée que le 1er mai 1880. Elle siège actuellement 304, Honoré Street, tout près des deux hôpitaux précédents, dans un bâtiment de 4 étages ; mais les bureaux sont à *Cook County Hospital*. Elle est administrée et dirigée exclusivement par des femmes, dont un certain nombre sont docteurs en médecine ; mais les professeurs et les examinateurs sont du sexe masculin. Les études y durent 2 ans. En première année ont lieu les cours d'anatomie et physiologie (6 heures), d'hygiène (3 heures), de médecine (7 h.), de chirurgie (6), des affections des yeux, des oreilles et du nez (4) ; en deuxième année, les cours de gynécologie(4), d'obstétrique (6), de matière médicale (4), de *bactériologie* (3), d'examen des urines (4), de maladies des enfants (4), de médecine (4), de maladies nerveuses (5 h.) ; en outre, il y a des travaux pratiques dirigés par les super-intendantes, des leçons de cuisine (3 fois par semaine), et même de déontologie.

Les élèves infirmières font du service et s'exercent à *Cook County Hospital* et à *Presbyterian Hospital*. Pour cela, ces hôpitaux versent au trésor de l'Ecole une somme d'environ 25,000 dollars, c'est-à-dire 100,000 francs par an ! En 1893, l'Ecole a reçu en outre un don de 50,000 dollars. Les dépenses, cette année là, ont été de 19,000 dollars pour l'Ecole et de 4,500 dollars pour le traitement des graduées. Les élèves, qui en 1893 étaient au nombre de 45, doivent avoir de vingt-trois à trente-cinq ans ; elles ont un uniforme et paient

(1) *Presbyterian* et *Cook County Hospital* sont très voisins l'un de l'autre et on trouve près d'eux les principales Ecoles de Médecine (*Rush, Homœopathic, Physicians and Surgeons, Woman's med. College*). Cet ensemble d'institutions est des plus curieux à visiter. On a bien fait de les grouper, dans une ville de la dimension de Chicago.

(2) « Sa parole claire et nette, son grand accent de conviction, sa chaleur dans le débit, sa science étendue, son habileté dans l'opération et le diagnostic, sa méthode personnelle, justifient cette célébrité. » (Laurent). — Parmi les ouvrages de Senn, citons : *Principle of surgery* (1891) ; *Tuberculosis of bones and joints* (1893) ; ses travaux sur le *pancréas* et la *chirurgie intestinale*, etc., etc.

100 dollars pour leurs études, c'est-à-dire 500 francs. L'*Illinois training school for Nurses*, est, avec l'Ecole de *Johns Hopkins Hospital* et celles des grands hôpitaux new-yorkais, un modèle du genre ; la propreté et le luxe hygiénique qui y règnent tiennent vraiment du merveilleux, quand on les compare à la misère criante de nos établissements hospitaliers parisiens.

Chicago Hospital for Women and Children, fondé en février 1865, se trouve Adams et Paulina street. C'est une construction de cinq étages, massive, dont le premier renferme le salon, le bureau de la direction, deux chambres pour les médecins, une chambre d'examen des malades, une salle d'attente, un cabinet de consultations, une salle pour les *accidents*, etc. Au second, on trouve toute une série d'appartements (exactement 17) pour les femmes malades ; enfin au troisième et au quatrième étage, des salles communes avec chambres pour nurses. Très bonne installation pour parer aux incendies.

On y reçoit les femmes et les enfants, pourvu qu'il ne s'agisse pas d'affections contagieuses ou incurables ; dans les chambres particulières on paie de 10 à 20 dollars par semaine et on est obligé de solder en outre les visites médicales. Le séjour dans les salles communes coûte, dans cette maison de santé, 7 dollars par semaine. Une école d'infirmières est annexée à l'établissement (on y reste deux ans).

L'organisation en est calquée sur celle des grandes écoles ; mais celle-ci n'a pas une grande importance.

Le service médical est exclusivement confié à des *femmes docteurs* en médecine ; il y a un médecin, un gynécologiste, un accoucheur, un chirurgien, un pédiâtre, un auriste et ophthalmologiste et un pathologiste ; tous les internes sont aussi des *femmes médecins* ; le service du dispensaire est fait, ce qui est exceptionnel, par le personnel de l'hôpital. Les médecins consultants sont cependant du sexe masculin. Il s'agit là, en somme, d'une institution privée qui n'a rien d'un hôpital proprement dit. C'est plutôt une vaste maison de santé.

Saint Luke's Hospital, quoiqu'il ne soit pas beaucoup plus important que le précédent, est cependant un établissement plus intéressant. Il remonte, lui aussi, à 1864 et a été fondé le 17 février de cette année-là. Il se trouve 1420, Indiana Avenue. Il possède une bonne *école d'infirmières* (1885), dont un grand nombre d'élèves ont été chargées d'assurer, en 1893, le service de *Columbian Emergency Hospital* à la *World's Fair* ; cette école siège 1426-1436, même Avenue.

Construction de trois étages, *Saint Luke's Hospital* possède des services de médecine, de chirurgie, de gynécologie, d'ophthalmologie et d'otologie, et d'orthopédie. En 1893, on y a fait plus de 400 opérations. Le dispensaire est lui-même assez actif, puisque la même année on y a donné 5,531 consultations.

Le personnel médical de l'hôpital comprend 2 chirurgiens (attending surgeons), 2 médecins, 2 gynécologistes, 2 accoucheurs, 2 oculistes et auristes, 1 dentiste, 2 pathologistes, 2 orthopédistes. Il y a 4 internes, dont 1 chirurgien et 3 médecins, tous docteurs naturellement. Le service du dispensaire est en outre assuré par 2 chirurgiens, 2 médecins, 2 gynécologistes, 2 oculo-auristes, 1 orthopédiste. Les deux personnels sont tout à fait distincts. L'organisation intérieure est la même que pour tous les établissements hospitaliers des Etats-Unis ; mais il s'agit là d'une fondation où les données religieuses jouent un très grand rôle.

Comme on a pu le voir, par cette brève description des plus connues parmi les nombreuses œuvres d'assistance de Chicago, les caractères qui les distinguent de leurs congénères européens sont là, comme pour le reste de l'Amérique, au nombre de quatre :

1° La ***séparation*** aussi complète que possible des ***malades aigus et chroniques*** ; 2° l'***isolement des contagieux adultes***, pratiqué d'une façon très stricte ; 3° l'existence d'***Ambulances urbaines***, dépendance de chaque hôpital en particulier, et non de la ville ; 4° les *Ecoles d'Infirmières*, qu'on trouve en très grand nombre. Ces deux dernières créations surtout ont une importance que nous ne soupçonnons pas en France. Mais nous ne saurions, sans sortir ici de notre sujet, entrer dans plus de détails sur leur organisation si remarquable et si pratique.

10° Portland.

Dans ces courtes réflexions sur les hôpitaux américains, je n'ai nullement eu l'intention de répéter ce que j'ai dit ailleurs, ni de décrire tous les grands établissements de l'Ouest. Mais, pour montrer comment, dans une ville de population moyenne, est organisée l'Assistance, je tiens à ajouter, à titre d'exemple, ce qui existe dans une cité du Far-West. Aussi bien les médecins ont-ils rarement l'occasion de pousser jusque-là leurs pérégrinations et seront-ils heureux d'avoir quelques données sur une ville rarement visitée.

J'ai eu l'occasion, en me rendant du Yellowstone National Park à San-Francisco, de passer par Portland, en Orégon. Ce n'est pas la capitale de l'État, mais un port important, qui, par sa situation, par son commerce, par son aspect de coquette cité anglaise, annonce déjà la Californie. C'est en somme la métropole du Nord-Ouest du Pacifique, et elle a déjà plus de 60.000 habitants, avec ses faubourgs d'East-Portland et d'Abbisa, quoiqu'elle n'ait exactement qu'une cinquantaine d'années d'existence.

Or, Portland possède aujourd'hui 4 hôpitaux, et 3 établissements hospitaliers intéressants, qui sont tous, exclusivement, des *fondations privées.*

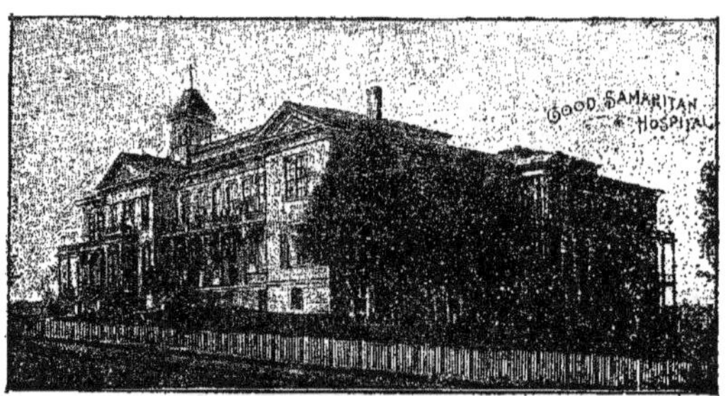

Fig. 30. — *Good Samaritan Hospital,* à Portland (Orégon).

1° Le *Good Samaritan Hospital* (*Fig.* 30), fondé par un ancien évêque de l'Orégon, en 1875 seulement, qui renferme 125 lits. Il y a une école d'infirmières. Ce n'est pas à proprement parler un hôpital, puisque la plupart des malades paient ; mais ce n'est pas cependant une maison de santé, puisqu'il y a des dortoirs. C'est là que se trouvent les cliniques du Département médical de l'Université d'Orégon, qui siège à Portland. La construction est un bâtiment de briques rouges, d'une importance médiocre, comme le montre la *Fig.* 30.

2° Le *Saint-Vincent's Hospital* (*Fig.* 31), qui remonte à

peu près à la même époque, ne contient que 200 lits ; c'est le plus important de Portland.

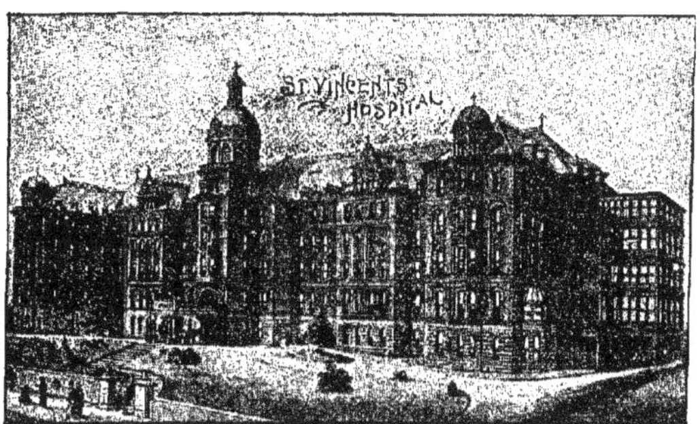

Fig. 31. — *Saint Vincent's Hospital*, à Portland (Orégon).

3° Le *Portland Hospital* (*Fig.* 32), plus petit encore que *Good Samaritan Hospital*, mais, comme lui, servant aux cliniques d'une autre école de médecine, le Département médical de la *Willamette University*.

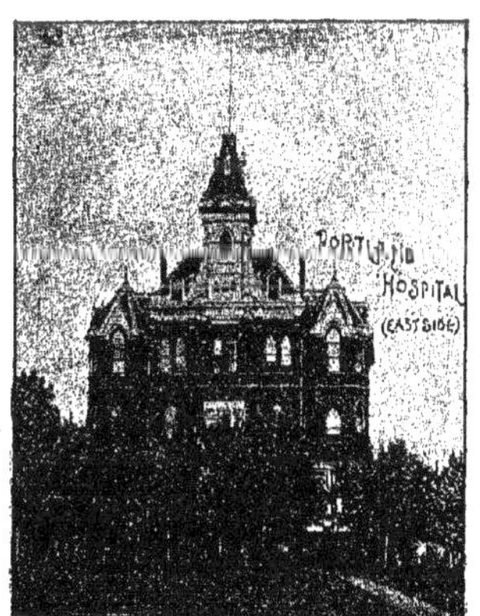

Fig. 32. — *Portland Hospital*, à Portland (Orégon).

4° Le *Portland Methodist Episcopal and Free Dispensary*, hôpital dispensaire, fondé en 1888 seulement, pouvant admettre 100 malades.

5° L'*Orphan's Home*, maison spéciale pour les Orphelins (*Fig.* 33).

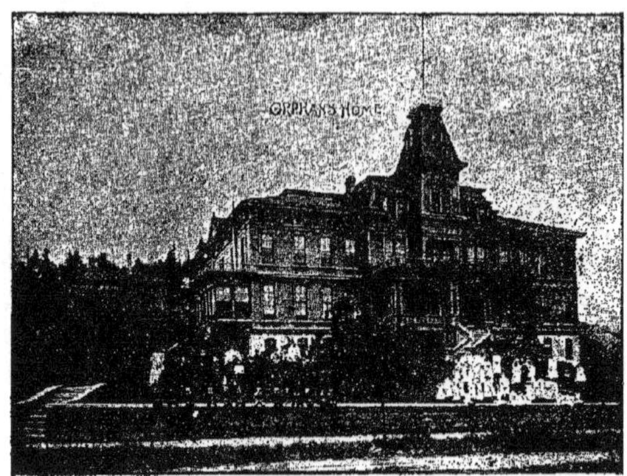

Fig. 33. — *Orphan's Home*, à Portland (Orégon).

6° Le *Baby Home*, sorte de crèche (*Fig.* 34).

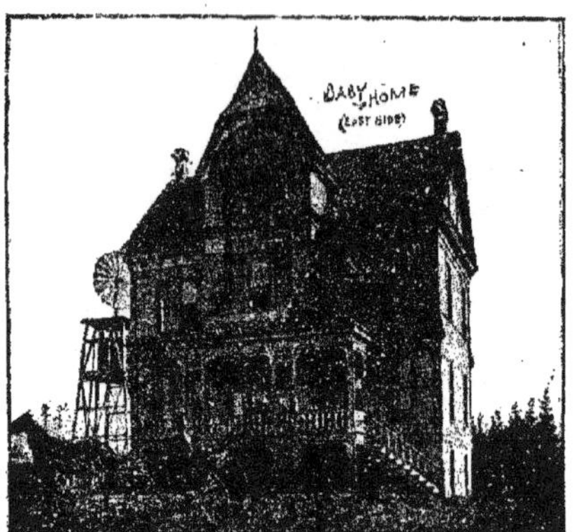

Fig. 34. — *Baby Home*, à Portland (Orégon).

7° La *Chinese Woman's home*, ou maison de refuge destinée spécialement aux femmes chinoises de la colonie de Portland, qui atteint le chiffre de 3.000 têtes et qui comprend de riches commerçants.

Toutes ces institutions ont été créées, comme nous l'avons

dit, par des particuliers ou des associations religieuses. La ville, jusqu'ici, n'a rien fait par elle-même, de même que l'État. Elle a laissé aux citoyens le soin d'organiser l'Assistance à leur façon. Tout ce que les autorités municipales se bornent à faire, c'est à publier une superbe brochure, éditée dans le seul but de faire de la réclame pour leur cité (ce qui se pratique beaucoup en Amérique), et dans laquelle nous avons pris les similigravures ci-jointes.

Et c'est ainsi que les choses se passent dans tous les centres industriels qui naissent et se développent, en quelques années, dans le Far-West. Ce n'est que plus tard, bien plus tard, quand la Ville a des ressources considérables, qu'elle songe à ses pauvres; et encore il est bien rare qu'elle commence la première à construire un hôpital. Généralement, elle prend à sa charge une institution, due à l'initiative d'un ou plusieurs citoyens.

11° San Francisco.

1° *Hôpitaux Etrangers.*

En dehors du *Chinese Hospital*, certains hôpitaux étrangers de San Francisco méritent une mention spéciale, en particulier le *German Hospital*, qui est assez important, a été fondé dès 1854 et possède aujourd'hui plus de 200 lits. Puis la modeste *Maison de secours française*, qui remonte pourtant à 1857, mais qui ne peut pas être comparée à l'hôpital allemand.

Cette dernière, créée par les pionniers français de Californie, renferme aujourd'hui 110 lits, dont 30 sont affectés aux cas chroniques. On y fait environ 250 opérations par an et, de tout temps, la clientèle de cet hôpital a compris des cas réputés rares aux Etats-Unis, tels que le farcin, le charbon et les kystes hydatiques. Mais, dans quelques mois, cet hôpital, qui est en voie de reconstruction, aura une plus large envergure ; il comprendra au moins 175 lits. Son installation sera des plus modernes (1); ce sera en effet un établissement à pavillons isolés, construits suivant les données les plus récentes. Les détails des salles d'opérations sont calqués sur ceux de l'hôpital Bichat, à Paris, et la description du service du professeur Terrier, que j'ai pu-

(1) J'ai décrit ce projet d'hôpital dans l'*Assistance*, 1894, p. 337.

bliée il y a quatre ans (1), a servi de modèle, grâce à l'intervention d'un médecin de l'hôpital, M. le docteur Dudley-Tait, ancien élève de notre faculté de Paris.

Voici, d'ailleurs, l'intéressante histoire de ce nouvel hôpital : je me fais un devoir de la reproduire tout entière.

Le nouvel Hôpital français.

Le 18 octobre 1892 a eu lieu, entre architectes, à San Francisco, un concours pour la construction de l'hôpital français (nouvelle maison de santé pour la société française de bienfaisance). La commission de construction se composait de MM. H. S. Martin, président, E. Raas, Dr G. Gross, Dr F. Bazan, D. K. Pischl, O. Bozio, J. Saint-Denis, H. Hainque, B. Sarthou, V. Marchebout, D. Levy, A. Legallet, Raoul Chartrey, et de M. le Dr Dudley-Tait, secrétaire.

Le programme de ce concours était ainsi conçu : édification d'un hôpital nouveau *in the City and County of San Francisco*, sur un *bloc* de terrain situé entre Point Lobos Avenue, 5th Avenue A Street et 6th Avenue. Le terrain en question est un rectangle de 600 pieds de long sur 240 pieds de large, c'est-à-dire de 182 m. 40 sur 72 m. 96. Vents prédominants au Nord-Ouest. Adopter le système des pavillons isolés, à deux étages, en plus du rez-de-chaussée. Réunir les différents bâtiments par des corridors couverts. Murs en briques. Sol de tout l'hôpital devant être recouvert avec de la *pierre artificielle* (*artificial stone*) ou de l'asphalte. Entrée principale Point Lobos Avenue ou 5th Avenue. Soigner la tuyauterie, la ventilation, la canalisation d'eau, lumière électrique et gaz dans tout l'hôpital.

L'établissement doit contenir 150 lits : 1° 25 lits pour chroniques (invalides) ; 2° 25 lits pour malades payants, occupant 20 chambres à 1 lit et 5 appartements à 2 chambres ; 3° 100 lits, dont 75 pour les hommes, 25 pour les femmes, disposés dans des salles communes. Les 75 lits d'hommes seront disposés de la sorte : 40 lits médecine ; 20 lits chirurgie ; 12 lits pour tuberculeux ; 6 lits pour maladies contagieuses. Les 40 lits de médecine occupent 2 salles de 20 lits chacune ; les 20 lits de chirurgie : 2 salles de 10 lits. Les 25 lits de femmes comprendront 15 lits de médecine,

---

(1) Baudouin (Marcel). — *L'asepsie et l'antisepsie à l'hôpital Bichat*, 1 vol., 1890.

5 lits de chirurgie, 3 lits pour tuberculeuses, 2 lits pour affections contagieuses. De sorte que cet hôpital doit, en somme, renfermer :

1° Six salles communes. *Hommes* : 2 salles de médecine à 20 lits ; 2 salles de chirurgie à 10 lits. *Femmes* : 1 salle de médecine à 15 lits ; 1 salle de chirurgie à 10 lits ; 2° Un pavillon pour affections contagieuses ; 3° Un pavillon pour tuberculeux ; 4° Un pavillon pour les « invalides ».

Chaque pavillon aura comme annexes des chambres séparées, pour isoler les patients ou pour loger le personnel, et des water-closets spéciaux. La salle d'opérations principale, de 350 pieds carrés, devra avoir, comme annexes, un magasin et une salle d'anesthésie ; il y aura à côté une autre salle plus restreinte (180 pieds carrés) pour les opérations de petite chirurgie. Le réfectoire (*Dining room*) contiendra 40 places. Services d'administration et services accessoires : 1 pavillon d'administration, cuisine, bains, salles des machines, buanderie, réservoirs, Morgue, appareil à désinfection, écurie, etc.

Il y aura 36 employés, dont 14 occuperont des chambres séparées ; les autres coucheront dans des *dormitories*, dortoirs de 4 à 5 lits. Ces employés seront : 1 superintendant, 2 internes, 2 pharmaciens, 1 chef infirmier, 6 infirmiers, 5 infirmières, 1 portier, 1 lingère, 2 cuisiniers, 3 assistants cuisiniers, 2 ingénieurs-mécaniciens, 2 blanchisseurs, 1 jardinier, 1 messager, 1 guide, 4 hommes de peine et 1 baigneur.

Pavillon de l'administration, au premier étage (*First Floor*) : 1° bureau et appartements du superintendant ; 2° pharmacie avec laboratoire de 400 pieds carrés ; au-dessous, occupant la même surface, au rez-de-chaussée (*basement*), doit se trouver le magasin de drogueries ; 3° 2 salles d'attente de 150 pieds carrés chaque, 2 chambres de consultation avec laboratoire et alcôve avec ventilation spéciale ; 4° chambre noire pour l'ophtalmologie ; 5° salon et bibliothèque de 500 pieds carrés ; 6° salle à manger pour le personnel (12 personnes) ; 7° logements des médecins et pharmaciens, 2 chambres de bains et water-closets.

Bâtiment des cuisines : cuisine, 600 pieds carrés ; magasins pour végétaux, 100 pieds carrés ; épicerie, 200 pieds carrés ; cellier, 400 pieds carrés ; salle à manger pour 30 personnes ; boulangerie, 120 pieds carrés. Logements des cuisiniers et de leurs assistants. Salles de bains : 4 chambres ordinaires, 4 chambres pour bains sulfureux, 1 pour bains médicamenteux, 1 pour chambre à fumigation (bain d'air chaud ou de vapeur) ; petites chambres avec couchettes, chambres de massage, etc. Chambre des machines : 2 machines de 40 chevaux actionnant les pompes de la buanderie, les dynamos, etc. Buanderie de 800 pieds carrés sans compter les annexes. Morgue et laboratoire : 320 pieds carrés (tables d'autopsie) ; 2 chambres de désinfection. Écuries et remises pour 2 chevaux et 2 voitures. Logement du portier (2 petites chambres). Le coût total de l'hôpital ne doit pas dépasser 180.000 dollars, c'est-à-dire 900.000 francs.

Ce programme, on le voit, était assez bien compris, malgré quelques lacunes, dont la plus considérable était, à mon avis, la non-distinction imposée entre les malades chirurgicaux infectés et ceux qui ne le sont pas. J'insiste seulement sur la présence simultanée du gaz et de l'électricité, sur l'isolement des tuberculeux, sur le système des pavillons isolés, et sur la composition du personnel subalterne, en particulier de la buanderie ; en Amérique, comme il n'y a presque pas de blanchisseuses (sauf les Chinois), on blanchit à la machine et ce sont souvent des hommes qui se chargent de cette besogne.

Treize projets furent présentés, dont un émanant de la collaboration d'un habitant de San-Francisco et d'un architecte de l'Ecole de Paris.

Or c'est précisément ce projet, d'allure surtout parisienne, qui a obtenu, à l'unanimité, le premier prix ; il est dû à MM. Mooser et Morin-Goustiaux (1.000 dollars de récompense). Le second prix a été donné à M. E. Depierre, dont le nom paraît être aussi d'origine française (600 dollars).

J'ai eu sous les yeux les photographies de tous les projets. Indiscutablement les plus remarquables étaient ceux que je viens de mentionner. Mais les autres n'en étaient pas moins intéressants à étudier. Aussi je crois bon de donner en quelques mots la teneur de quelques croquis des architectes américains, ceux où l'art et l'originalité transatlantique se sont manifestés avec une évidence très caractéristique. C'est ainsi que j'ai relevé, dans le projet portant pour devise *Veni-Vidi*, une très curieuse disposition des salles de malades, groupées comme les jambages de deux X accolés par leurs extrémités inférieures (⋌ ⋋). Les bâtiments de l'administration se trouvaient aux points de contact des X : il y avait de la sorte une grande cour centrale et une ventilation parfaite des différentes salles ; malheureusement des fautes assez grosses venaient atténuer l'effet de cette idée qui n'était pas banale.

La construction américaine type, avec son manque de sentiment artistique européen (je suis pourtant d'avis que l'architecture des grandes villes de l'Union ne manque pas d'une certaine valeur, même au point de vue de l'art), se révélait dans d'autres modèles qui nous montraient soit une sorte de château-fort déguisé en hôpital, soit des simili-maisons de commerce, pourvues de clochetons, mais trop bizarrement agencées pour être susceptibles de recevoir des malades. Des esprits inquiets avaient donné libre cours à leur imagination et il en était résulté des plans parfois curieux, voire même des dispositions dignes de ne pas être oubliées.

Le projet primé est plus sérieux et si on réalise dans la construction la séparation absolument complète des malades chirurgicaux, d'ailleurs prévue par les auteurs eux-mêmes, perfectionne et complète l'agencement des annexes de la salle d'opérations, le futur hôpital français de San Francisco pourra être avantageusement comparé à la célèbre fondation de John Hopkins à Baltimore, l'hôpital chef-d'œuvre de l'Amérique du Nord !, et peut-être même déclaré la véritable merveille hospitalière des Etats-Unis, où ce genre d'institution n'est pas encore — cela m'a frappé — à la hauteur des bâtiments de ses grandes universités.

D'après les plans de M. Morin-Goustiaux, l'hôpital est orienté Nord Sud ; c'est dire que les bâtiments sont éclairés à l'Est et à l'Ouest. Le projet primitif n'a subi que quelques modifications sans importance inspirées par la commission, et que voici : les services généraux, situés au centre, sont devenus plus importants, par suite de l'adjonction de cinq réfectoires pour les malades. A cette exception près, on construira d'après les plans mêmes du concours.

Sur la plus grande avenue, se trouve la façade principale, qui n'est pas la plus grande, précédée d'un cour fermée d'une grille, où est placée l'administration. Les bâtiments de l'administration comportent la salle d'attente des malades et la salle d'attente des personnes qui viennent, comme sociétaires, chercher des médicaments, le bureau du directeur, deux services de consultations, accompagnées chacun d'un petit laboratoire installé avec une hotte pour les analyses et recherches personnelles. On trouve également dans

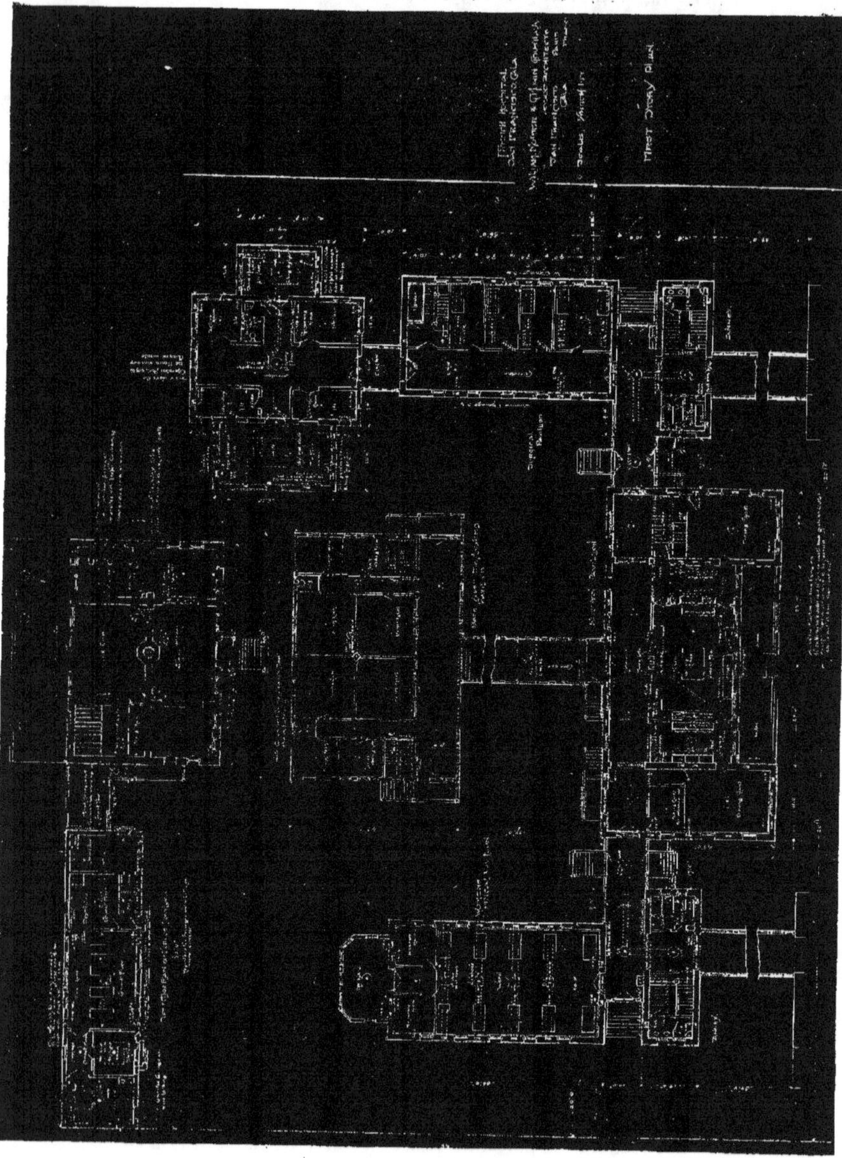

Fig. 35. — Plan d'ensemble du futur hôpital français de San Francisco.

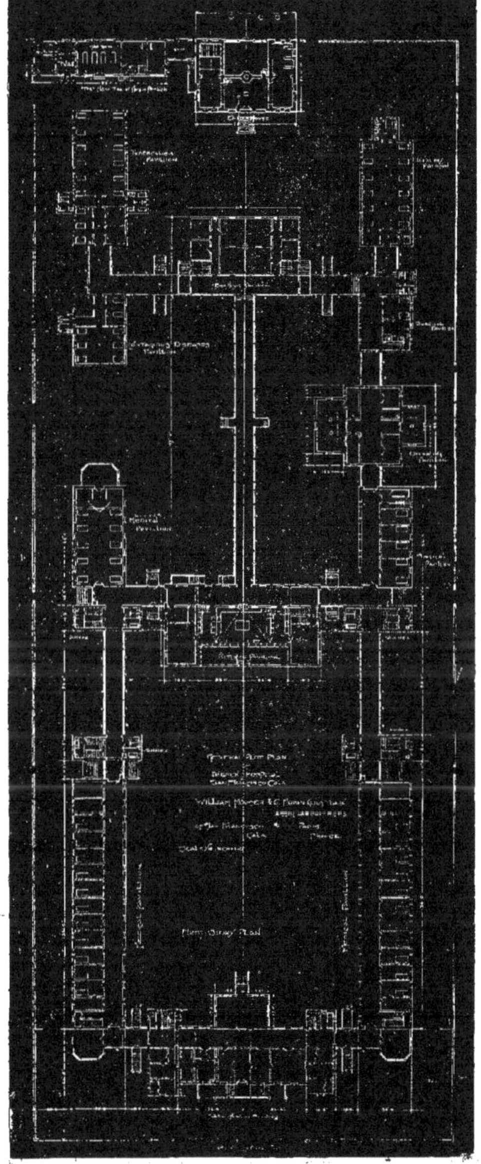

Fig. 33. — Plan du premier étage du futur hôpital français de San Francisco.

ce bâtiment un service de désinfection du malade à l'entrée, qui consiste en un cabinet pour chaque sexe, dans lequel le malade se déshabille avant de prendre son bain et change ses vêtements pour des vêtements d'hôpital. Le malade ne reprendra ses vêtements qu'à sa sortie de l'hôpital, après qu'ils auront été désinfectés à l'étuve. Un bon point aux architectes pour n'avoir pas oublié ce dispositif important, qui n'existe dans aucun de nos hôpitaux parisiens (*Fig.* 35).

De plus, on trouve à droite et à gauche, au premier étage, l'appartement du directeur et des chambres d'internes : en bas, leur salle de garde.

Les pavillons de malades sont soit des rez-de-chaussée simples, élevés sur des piliers et complètement isolés du sol par un espace où l'air circule, soit des rez-de-chaussée pourvus d'un étage, lequel est suffisant. En général, les piliers soutenant les pavillons sont en briques posées sur un mortier de chaux hydraulique. Les deux premiers pavillons sont distribués, au rez-de-chaussée, en chambres devant être occupées par des malades payants et, au-dessus, en grandes salles pour les malades ordinaires ; mais, dans ces pavillons, on ne reçoit aucun cas de contagieux ni de tuberculeux. Cette disposition n'est peut-être pas très heureuse. J'aurais préféré mettre au premier étage les malades payants comme à l'hôpital de Nantes par exemple (*Fig.* 36).

Au bout de chaque pavillon se trouve une salle appelée *day room*, où les malades (et cela à chaque étage) peuvent, dans le cas où le temps ne permet pas la promenade, se récréer et fumer, sans gêner les plus souffrants, contraints de garder le lit. Pour les malades agités, des chambres sont placées à proximité des salles des malades et séparées d'elles ; il existe aussi une chambre pour l'infirmier de service, une lingerie, une chute pour le linge sale, etc.

La ventilation de ces pavillons, comme celle des autres, se fait au moyen de grandes fenêtres à guillotine (on n'en connaît pas d'autres en Amérique), ainsi que par des prises d'air placées en dessous des fenêtres.

Dans leurs allèges sont les serpentins qui servent au chauffage par la vapeur, ce qui est classique aux pays transatlantiques. L'air vicié est évacué par des ventouses se reliant aux gaines qui dépassent la toiture et dont l'intérieur est chauffé en toutes saisons par des serpentins à vapeur pour activer le tirage. L'air malsain est ainsi remplacé par de l'air pur introduit du dehors par les prises d'air, dont il a été question plus haut.

On a appliqué ici le système de la séparation aussi radicale que possible entre les salles de malades et leurs services spéciaux. Ainsi l'escalier, les water-closets, les bains, la tisanerie se trouvent absolument en dehors et reliés seulement par un pont fermé et couvert, chauffé, cela va sans dire, à la même température que les salles de malades ; mais cette séparation ne laisse aucune odeur, ni gaz, ni vapeurs qui pourraient, en se dégageant de ces différents endroits, pénétrer dans les salles. Cette innovation nous semble assez heureuse, car, malgré que l'on emploie le tout à l'égout, les water-closets et les bains, par exemple, ne laissent pas que de répandre certaines odeurs, non seulement incommodes aux malades, mais parfois même nuisibles.

Le cube d'air par salle est de 72 mètres cubes par malade. Les malades ont deux fenêtres, une de chaque côté du lit, et les angles formés par les murs, cloisons, dans toutes les pièces, sont arrondis.

Les briques de San-Francisco sont les seuls matériaux que l'on puisse employer dans cette ville, à cause du prix et aussi à cause de la difficulté de se munir de pierres (tout simplement, parce qu'il n'y a pas de carrières) ; mais, comme elles offrent un défaut, celui d'être spongieuses, il a fallu obvier à cet inconvénient capital. C'est ce que l'on a fait en construisant une sorte de double paroi, laissant un espace d'air ; la seconde paroi, faite en terre cuite, n'est aucunement adhérente au mur extérieur.

Les pavillons de chirurgie sont édifiés de la même façon, et on y a ajouté un ascenseur pour les blessés qui ne peuvent se rendre du premier à la salle d'opérations ; l'ascenseur peut contenir le lit du malade et un infirmier.

L'établissement complet comprend treize pavillons, dont deux sont réservés aux malades ordinaires, deux aux cas de chirurgie (hommes et femmes), subdivisés eux-mêmes, point capital, en *infectés* et en *non infectés*. Les salles d'opérations avec leurs annexes, salle à anesthésier, chauffe-linge, vestiaires, etc., sont en ciment lissé à la truelle, tant sur les parois que sur le sol, ce qui permet le lavage à grande eau et à la lance. Deux pavillons, un pour les contagieux et un pour les tuberculeux, sont divisés en deux salles pour les différents sexes. Il y a aussi un pavillon pour les malades-femmes, un pour les invalides ; le tout isolé d'une manière très efficace. L'hôpital comprend encore une blanchisserie, une étuve à désinfecter, un *Waste Burner*, une machine à vapeur, et une Morgue avec salle d'attente, salle de dissection, salle d'exposition, etc.

J'ai tenu à donner tous ces détails techniques pour bien montrer à quel résultat on allait arriver à San-Francisco, en suivant dans leurs grandes lignes les idées qui, chez nous, règnent aujourd'hui en maîtresses pour la construction hospitalière. Ce qu'il faudrait ajouter à ces renseignements, pour en augmenter l'intérêt architectural, ce serait de comparer plus longuement ce projet avec ceux des Américains. Malheureusement, cela m'entraînerait trop loin et ne serait plus du ressort de l'hygiène. Je ne nie pas qu'on ne puisse faire des hôpitaux plus simples : je suis même certain qu'on peut en édifier de meilleurs encore et de moins coûteux, quoique susceptibles de rendre les mêmes services que celui de M. Morin-Goustiaux ; mais, j'en demeure convaincu, tous les médecins, s'ils examinent les plans qui m'ont été soumis, grâce à la bienveillance de M. Delalande, consul de France à San Francisco, reconnaîtront avec moi qu'ils méritaient bien la récompense obtenue. C'est un succès pour l'architecture française (dans le pays qui se prétend encore le premier du monde sur ce point, comme sur bien d'autres), et je suis fier d'avoir eu à l'enregistrer.

2° *Hôpitaux américains.*

Il y a, en outre, à San-Francisco, un grand nombre d'asiles, de dispensaires, de maisons de santé, par exemple, le *Waldeck Hospital*, en dehors des hôpitaux que j'ai déjà mentionnés. Je me borne à citer le *Home for Inebriates*, situé au coin de Stockton et de Chestnut Street, tout près du *Toland medical College*, parce que c'est une maison pour alcooliques fort connue là-bas, et qui n'a pas encore été imitée dans notre pays. Des fils de millionnaires y ont, à ce qu'on m'a raconté, essayé en vain de se guérir.

III. — **Hôpitaux spéciaux.**

Nous avons dit, en particulier en énumérant les principaux établissements hospitaliers de New-York et de Chicago, que dans les grandes villes américaines on trouvait un grand nombre d'hôpitaux spéciaux, dont nous n'avons pas beaucoup d'analogues en Europe. Je signalerai en premier lieu ceux qui sont réservés aux affections contagieuses ; puis ceux qui dépendent des Ecoles irrégulières ; enfin, ceux où sont traitées, d'une façon isolée, certaines affections pour lesquelles il y a déjà là-bas des médecins spécialisés (1). Je ne puis qu'y consacrer quelques mots, pour ne pas allonger outre mesure une fastidieuse énumération, qui ne dirait rien à l'esprit.

1° *Hôpitaux pour affections contagieuses.*

Dans presque tous les grands hôpitaux généraux, comme je l'ai mentionné déjà, on ne reçoit pas les contagieux ; il faut donc les reléguer soit dans des pavillons spéciaux (2), annexes de ces établissements, soit dans des hôpitaux construits à cet effet.

A New-York, avant d'envoyer les malades à *Riverside Hospital* (1885), situé North Brother's Island, et où l'on reçoit les varioleux et autres contagieux (typhus, qui est assez fréquent aux Etats-Unis ; relapsing fever, etc.), on les admet souvent à *Reception Hospital* (East, 16e Rue), où on les conserve en observation le temps suffisant. *Willand Parker Hospital* (1884), qui se trouve au même endroit, est destiné, non seulement aux adultes, mais aussi aux enfants (scarlatine, diphthérie, etc.). Nous avons vu qu'à Chicago il y avait de même un hôpital pour les varioleux.

2° *Hôpitaux dépendant des Ecoles irrégulières.*

Beaucoup d'hôpitaux de médiocre importance sont le siège aux Etats-Unis de petites écoles de médecine ; et ils semblent être surtout des *Hôpitaux-Ecoles* (3), créés plutôt pour assurer un enseignement donné que des soins d'une nature déterminée à des malades ou à des blessés. Cela est surtout remarquable pour les Ecoles irrégulières et en particulier pour les établissements « de rite homéopathique », encore nombreux de l'autre côté de l'Océan.

---

(1) Je ne fais pas allusion, bien entendu, aux affections des yeux et des oreilles, etc. ; mais à des maladies qui ne sont pas considérées en France comme du ressort d'une spécialité.

(2) A *Cook County Hospital* (Chicago), entre autres, pour les érysipélateux ; à San Francisco (*Maison française*), pour les tuberculeux ; etc.

(3) Marcel Baudouin. — Les *Ecoles de médecine irrégulières des Etats-Unis* ; in *Bulletin Médical*, n° 48, 17 juin 1894, p. 569. — Les *Ecoles de médecine des Etats-Unis* ; in *Revue Scientifique*, 1894.

Je n'ai point l'intention d'en faire ici une sèche énumération, car ces institutions, pour la plupart d'ordre privé, comme toujours, ne présentent rien de particulier. Aussi je me borne simplement à citer, à titre d'exemple, ce qu'on peut voir à :

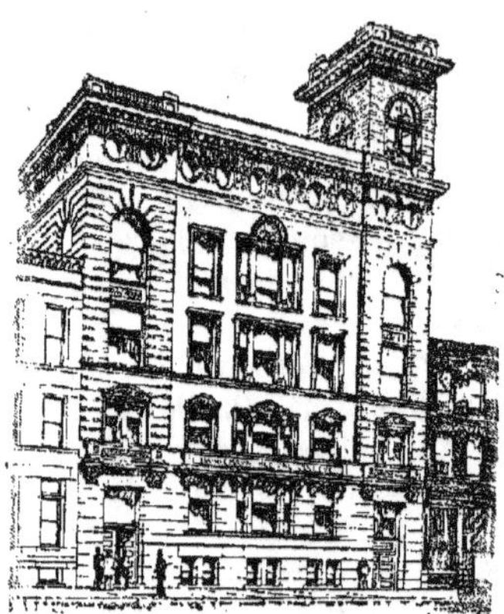

Fig. 37. — *The Hahnemann Medical College and Hospital*, à Chicago.

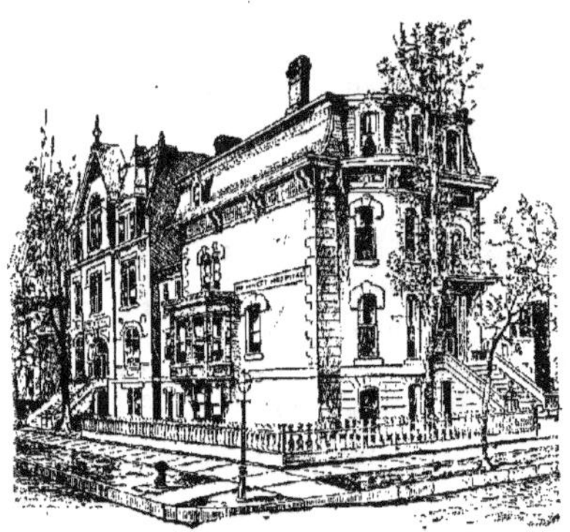

Fig. 38. — *The Bennett College and Hospital*, à Chicago.

a) CHICAGO : 1° *The Hahnemann Medical College and Hospital* (*Fig.* 37) (Homéopathique) ; — 2° *Bennett College and Hospital* (*Fig.* 38) (Eclectique).

b) New-York : 1° *The N.-Y. Homœop.College and Hospital*, (*Fig.* 39) (Homéopathique) ; — 2° *The N.-Y. Hom. Med. Coll. and Hospital for Women* (Hôpital pour femmes et Ecole de médecine pour femmes seulement) (Homéopathique) (1).

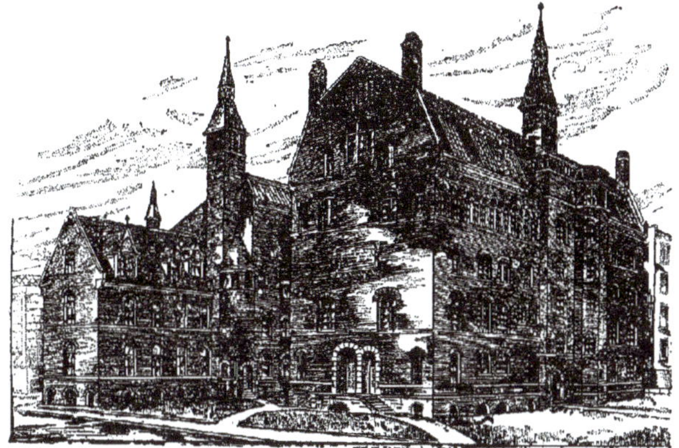

Fig. 39. — *The N.-Y. Homœopathic College and Hospital*, à New-York.

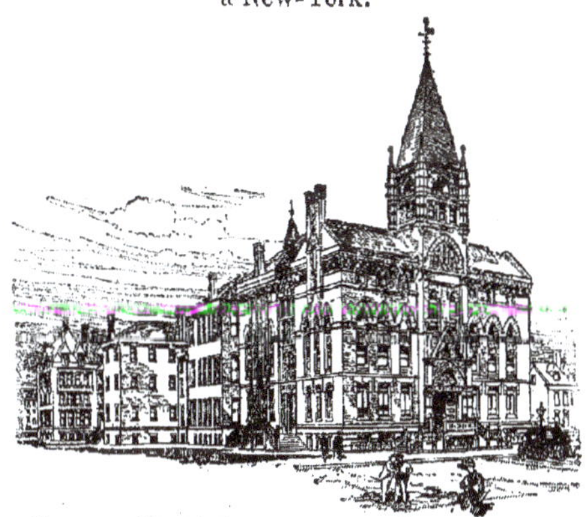

Fig. 40. — *Homœopathic Medical College and Hospital*, à Philadelphie.

c) Philadelphie : *Homeopathic Medical College and Hospital* (*Fig.* 40) (Homéopathique).

d) Cleveland : *Homeopathic Hospital College* (Homéopathique).

(1) Marcel Baudouin. — Les *Ecoles de médecine pour femmes et les Femmes-médecins aux Etats-Unis* ; in *France médicale*, 18 mai 1894, n° 20, p. 315.

e) San Francisco : *Homeopathic Hospital College of San-Francisco* (Homéopathique) ;

f) Baltimore : *Homeopathic Medical College and Hospital* (Homéopathique) ; etc., etc.

Les grandes villes possèdent parfois en outre d'autres hôpitaux irréguliers. Ainsi, à New-York, en dehors des deux que nous venons de citer, il y a encore : *Tompkins Square Homeopathic Dispensary*, *West Side Homeopathic Dispensary*, et surtout *Homeopathic Hospital* ; puis *Woodstock Hospital* (Eclectique), et *Eclectic College free Dispensary*. — De même pour Chicago, Philadelphie, etc.

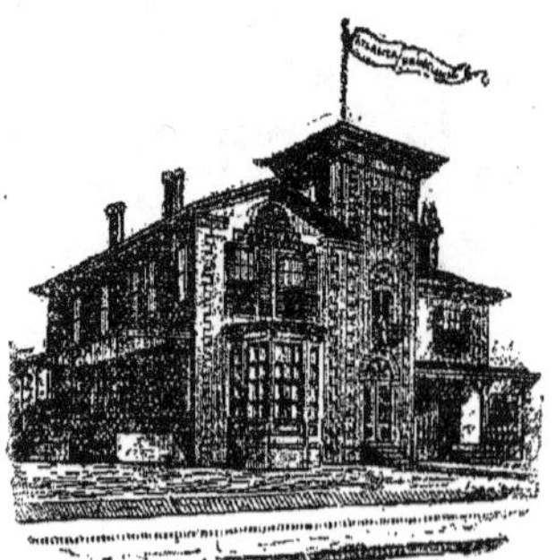

Fig. 41. — Un Dispensaire : *Atlanta Policlinic and Hospital*, Atlanta.

3° *Hôpitaux pour affections spéciales.*

Dans cette catégorie (1), il faut citer tout d'abord :

1° Les *Hôpitaux pour cancéreux*, dont les deux spécimens principaux, qui se trouvent à New-York et à Chicago, méritent une mention. Celui de New-York, mieux installé, plus important, vaut une visite ; il remonte à 1884. C'est *New-York Cancer Hospital*, qui siège 8e Avenue et 166e Rue, et qui semble être plutôt une maison de santé, car on y paie dans les salles 7 dollars par semaine ; toutefois les pauvres, reconnus tels, sont soignés gratuitement. En 1891, on y a reçu 353 patients.

Il faut en rapprocher *N.-Y. Skin and Cancer Hosp.* (affections de la peau et cancer), un petit Saint-Louis new-yorkais.

(1) Je ne parle ici que des hôpitaux et non des hospices ou asiles. Sinon, il m'aurait fallu insister sur les *Asiles pour enfants idiots et arriérés*, en particulier, qui m'auraient entraîné trop loin et méritent une description spéciale approfondie.

2° Les *Hôpitaux pour accidents* (*Emergency Hospital*), destinés à recevoir les blessés de la rue. A New-York, il y en a même un exclusivement pour les femmes qui accouchent sur la voie publique (*Emergency H. for Women*).... C'est ce que nous avons appelé, dans un travail récent (1), des *Hôpitaux de prompts secours*; et ce sont ceux-là que nous voudrions voir créer de suite à Paris, au moins dans les quartiers industriels. Rentrent dans cette catégorie plusieurs fondations de Chicago, et surtout l'organisation établie en 1893 à la *World's Fair* (*Sem. méd.*, septembre 1893).

3° Les Américains ont depuis quelques années déjà perfectionné une invention d'origine anglaise et créé une nouvelle spécialité chirurgicale, qu'il nous faut citer ici, car il existe désormais là-bas, non seulement des médecins qui s'occupent plus particulièrement des maladies de l'extrémité inférieure du tube digestif (2), mais même des *dispensaires et des maisons de santé* (Voir *Fig.* 42) pour les soins

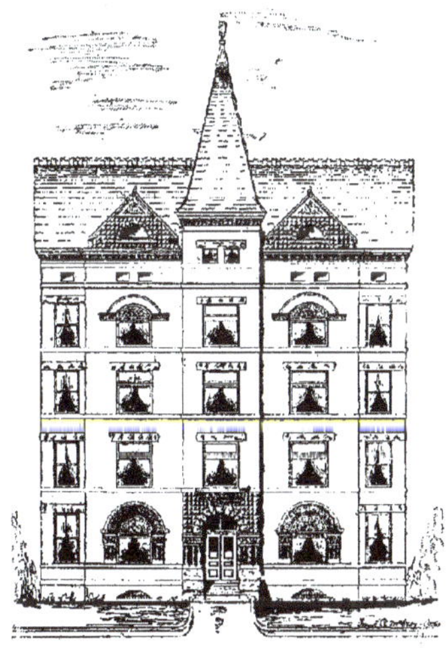

Fig. 42. — Maison de Santé spéciale pour les maladies du rectum du Dr Henning, à Memphis.

(1) Marcel Baudouin. — *De l'Instantanéité de l'Assistance chirurgicale*; Cm au *Congrès National d'Assistance*, à Lyon, juillet 1894.

(2) Par exemple, M. le Dr L. Strauss est *Surgeon of rectal Department of Missouri Pacific Railroad Hospital, Consultant in rectal diseases to the Saint-Louis and Female Hospitals*; M. W. O. Green, chef de clinique des maladies du rectum à *Kentucky school of Medicine*, etc., etc.

à donner aux patients atteints de ces affections ; par exemple, à Memphis, l'établissement du Dr Henning. Et certaines écoles de médecine, ne craignant aucune aventure, n'ont pas hésité à organiser l'installation de chaires de maladies du rectum (1). Evidemment les docteurs stomatologistes (2) empêchaient de dormir nos confrères d'outre-mer ; et ces derniers ont si bien fait qu'il existe en outre aujourd'hui une revue spéciale, qui vient de se fonder, dans le but de publier exclusivement des travaux ayant trait à l'histoire des affections de la partie terminale du gros intestin.

4° *Hôpitaux pour émigrants.*

Je mentionne en terminant :

1°) les *hôpitaux pour hommes de couleur*, quoique ces derniers n'aient pas généralement une pathologie spéciale ; c'est encore une des caractéristiques de l'assistance en Amérique (3), car beaucoup d'établissements hospitaliers refusent les nègres dans les salles communes, même dans le Nord. (On sait que dans le Sud il n'y a rien de commun entre les Blancs et les Noirs, pas même les wagons de chemin de fer.)

2° les *hôpitaux pour Chinois* (Portland, San Francisco, New-York, etc.).

---

(1) Par exemple, à *Kentucky school of Medicine*, à Louisville ; à la *Postgraduate medical school and Hospital*, à Chicago (Dr J.-B. Bacon, professeur de chirurgie rectale) ; à *New-York Policlinic*, de New-York (une chaire de maladies du rectum et de l'anus) ; à N. Y. *Postgraduate School and Hospital*, de New-York (une chaire de maladies du rectum, M. le Pr Ch. R. Kesley) ; à *Omaha medical College*, d'Omaha (cette chaire est intitulée : Chirurgie du rectum et des organes génito-urinaires) ; à *Baltimore medical college*, de Baltimore (une chaire de maladies du rectum, M. le Pr S.-T. Earle) ; à Memphis, où M. le Dr B.-G. Henning est professeur de clinique des maladies du rectum, à *Memphis Hospital medical College* ; à Buffalo, une conférence par E. Clark (*Univ. of Buffalo, med. Dep.*).

(2) A *Chicago Homœopathic medical College*, il y a une chaire intitulée : Chirurgie des orifices (M. le Dr E. H. Pratt) ; de même à *Bennet College of Eclectic Medicine and Surgery*, de Chicago également (Pr H.-S. Tucker). Et même il existe une *American Association of orificial Surgeons*, fondée à Chicago le 13 septembre 1883. En 1893, elle avait pour président, vice-président, et trésorier : MM. H. E. Bolbe (Sydney, O.), Emmet L. Smith (Chicago), Fr. D. Holbrook (Chicago).

(3) Il en existe un à New-York : *Colored Home and Hospital of the city of N. Y.*, qui a été fondé en 1839-1845.

3° les *hôpitaux pour étrangers* (allemands, italiens, français), qu'on rencontre dans les métropoles de l'Est, de l'Ouest et du Centre (New-York, Chicago, San Francisco, Philadelphie, etc). Ceux qui appartiennent aux Allemands sont, on le conçoit facilement, les plus importants et les plus riches.

CONCLUSIONS.

Si, par eux-mêmes, les hôpitaux généraux américains ne présentent rien de bien extraordinaire, il n'en est pas ainsi de deux de leurs annexes : je veux parler des *Ecoles d'infirmières* et du *Service des Ambulances*. Nulle part au monde on ne trouve rien de semblable, rien de si réellement admirable ! Des soins *compétents* et *instantanés* : voilà à quoi se réduisent ces deux créations américaines, et pourtant quels progrès n'ont-elles pas permis de réaliser ! Ce n'est point le lieu de développper ces idées ; mais je ne pouvais terminer cette notice sans les louer avec tout l'enthousiasme dont je suis capable.

Si l'on ajoute à ces deux merveilles l'institution des *hôpitaux spéciaux*, de l'*isolement des contagieux*, le développement qu'ont atteint là-bas les *asiles pour enfants arriérés*, on voit qu'un grand nombre de ceux qui s'occupent en France d'assistance publique auraient besoin de faire un petit tour dans cette étonnante contrée. Je ne puis que les y engager ; mais ils reviendront de leur voyage d'études avec plus d'un regret dans le cœur.

Étant donné les coutumes de ce pays, on comprend que toute centralisation y soit impossible, chacun tenant à rester le maître chez soi. Grâce à ce système, on n'a pas à lutter contre la routine d'administrations puissantes (comparables à celles de Paris), dont il est impossible d'actionner les rouages dans le sens du Progrès, tant que la tête n'est pas représentée par un homme de premier ordre. Grâce à ces tendances, il y a une autonomie hospitalière parfaite, une indépendance absolue entre les institutions charitables : d'où émulation, concurrence, et finalement amélioration continuelle et réelle dans l'installation et le fonctionnement des établissements. Une découverte se produit-elle ? Immédiatement on l'étudie et l'utilise. On n'a pas besoin de faire rapports sur rapports, de nommer des commissions et des sous-commissions pour l'examiner et pour, en fin de compte, l'éliminer, sous un prétexte futile. En procédant de la sorte, on passe son temps, en effet, en recherches stériles, et, quand on a enfin pris une décision, il est trop tard.... On vient de trouver quelque chose de nouveau et de meilleur !

Tel est — il faut qu'on s'en souvienne — le système américain. A notre avis, c'est le seul procédé vraiment démocratique, et les citoyens yankees ont vraiment le droit d'en être fiers. Le nôtre, au contraire, tout en portant désormais l'étiquette de républicain, n'est qu'un démarquage des plus incomplets du système autocratique le plus pur, héritage bien gênant d'un régime à jamais jugé, mais encore tout-puissant. C'est un boulet qu'on traîne aux pieds, parce que nul pouvoir actuel n'en peut briser la chaîne.

TABLE DES MATIÈRES

—

LES HOPITAUX DES ÉTATS-UNIS

I. — Considérations générales.

II. — Description de quelques hôpitaux généraux.

III. — **Hôpitaux spéciaux.**

TABLE DES FIGURES

—

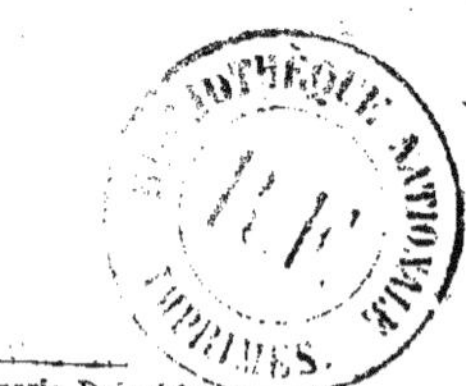

Clermont (Oise). — Imprimerie Daix frères.

www.ingramcontent.com/pod-product-compliance
Lightning Source LLC
LaVergne TN
LVHW020033170826
845678LV00001B/227